CONTE *verlag*

Daniela Flemming

Praktische Validation erfolgreich anwenden

Ein Ratgeber bei der Pflege von Menschen mit Demenz

CONTE

Im Verlauf des Buches wird aus Gründen der besseren Lesbarkeit von dem Tagesgast, dem Pflegekunden und dem Demenzerkrankten gesprochen.
Gemeint sind auch Bewohner von Pflegeheimen und DemenzWGs.
Weiterhin wird von Pflegehelfern, Tagesbegleitern und Betreuungskräften gesprochen.
Gemeint sind auch examinierte Pflegekräfte, Alltagsbegleiter, Angehörige, ehrenamtlich Tätige und Interessierte.
Gemeint sind immer Frauen und Männer gleichermaßen.

Bibliografische Information der Deutschen Nationalbibliothek
Die Deutsche Nationalbibliothek verzeichnet diese Publikation in der Deutschen Nationalbibliografie; detaillierte bibliografische Daten sind im Internet über http://dnb.d-nb.de abrufbar.

ISBN 978-3-95602-141-1

Am Rech 14
66386 St. Ingbert
Tel: (0 68 94) 1 66 41 63
Fax: (0 68 94) 1 66 41 64
E-Mail: info@conte-verlag.de
Verlagsinformationen im Internet unter www.conte-verlag.de

Umschlag und Satz: Markus Dawo
Druck und Bindung: Conte Verlag GmbH

Inhalt

VORWORT

Validation – das »letzte Mittel« in der Begleitung Demenzerkrankter und was dieses Buch will

Sie sind neu in einer Pflegeeinrichtung? Befinden Sie sich in der Ausbildung zur Tagesbetreuung oder Alltagbegleitung? Steigen Sie gerade als Ehrenamtliche oder in den Hauswirtschaftsbereich eines ambulanten Pflegedienstes ein? Oder kommen Sie als »gelernte« Pflegekraft mit einem dementiell erkrankten Bewohner, Tagesgast oder Pflegekunden nicht zurecht?

»Da hilft nur Validation!« werden Sie nun von gestandenen Kolleginnen hören. Oder aber von Altenpflegeauszubildenden, die diesen klugen Satz aus der Schule mitbringen. Sie nicken vielleicht, staunen und freuen sich, dass es ein Mittel zu geben scheint, das Ihnen beim schwierigen Umgang mit Demenzerkrankten hilft. Und wenn Sie Mut haben zuzugeben, dass Sie davon, nämlich dieser ominösen »Validation«, noch nie gehört haben und dass Sie nun sehr gerne wissen möchten, was das denn ist, Validation, und wie das denn funktioniert, das Validieren, dann müssen Sie schon Glück haben, jemanden vorzufinden, der Ihnen kurz und kompetent dazu Auskunft geben kann.

- Was genau ist Validation?

Das Wort als solches wurde als erste von Naomi Feil (geb. 1932) für die Begleitung sehr alter und demenzerkrankter Menschen festgeschrieben und meint, den Anderen immer und zu jeder Zeit wertzuschätzen und ihm Respekt entgegen zu bringen mit dem Ziel: Mein Gegenüber fühlt sich verstanden und akzeptiert.

Das heißt: Validation ist eine wertschätzende Haltung, die eingeübt und verinnerlicht werden kann.

- Wem nutzt Validation?

Im Sinne ihrer Begründerin nutzt Validation in allererster Linie dem Menschen mit Demenz. Indem ich als Pflegekraft oder Tagesbetreuerin dem Demenzkranken als Person Respekt entgegenbringe, nehme ihn in seinen Gefühlen wahr und reagiere angemessen. So zeige ich, dass ich ihn ernst nehme. Eine Eskalation schwieriger Situationen bleibt aus. Das hilft nicht nur dem betroffenen Demenzerkrankten, sondern auch mir als Pflegeperson und dem Tagespflegegast oder Pflegekunden.

Dieses Buch widmet sich der validierenden Haltung. Die *Praktische Validation* (= wie funktioniert das? Wie mache ich das?) bei der Begleitung von Menschen mit Demenz übt diese Haltung ein und zeigt dazu ein kleines Regelwerk auf. Zunächst aber müssen wir über Demenz sprechen. Dabei nähern wir uns diesem Thema von einer neuen, der nicht-medizinischen Seite: wir versuchen zu verstehen, was es bedeuten mag, dementiell zu erkranken.

Der zweite Teil des Buches verzichtet auf jegliche Theorie und führt Sie direkt in die Praxis. Beispiele, die Sie aus dem Pflegebereich kennen, aber auch solche, die Ihnen aus dem persönlichen Leben bekannt sind, werden überdacht und nachvollziehbar gelöst. Sie zeigen, dass das Nachmachen für jeden möglich und dass das große Wort von der Validation alles andere als Hexerei ist.

Der dritte Teil schließlich zeigt in sechs einfachen Schritten, wie das Validieren gelingt. Beispiele aus der Praxis machen deutlich, dass die Verinnerlichung der Methode *Praktische Validation* eine würdeerhaltende und respektvolle Begleitung von Menschen mit Demenz ermöglicht.

ERSTER TEIL

Wie Demenz »geht« und wie es sich anfühlen mag, von einer Demenzerkrankung betroffen zu sein

1. Das alte Bild von »dem Dementen«

Als ich 1988 mein erstes Berufsfindungspraktikum in einem Altenheim machte, wusste man insgesamt noch nicht allzu viel über Demenz. Alte Menschen waren eben vergesslich, wurden danach sonderlich, manchmal merkwürdig und, wenn es ganz schlimm kam, »verkalkt«. In schweren Fällen liefen die Betroffenen weg oder bedrohten ihre Angehörigen.

Selten stellte man sich die Frage: »Warum tut er das wohl?«, noch seltener: «Könnte ich ihm vielleicht helfen?« Der Wille zu helfen war zweifellos da. Nur das »Wie« blieb fraglich.

Auch ich hatte mir darüber wenig Gedanken gemacht. Aufgewachsen in den 50er und 60er Jahren in einer ländlichen Gegend, wurde im Fall eines »schwierigen Alten« dieser im Haus oder Zimmer eingeschlossen, so konnte er nichts anstellen, nicht weglaufen und niemanden bedrohen. Zur Ruhigstellung gab es vom Hausarzt ein Medikament, und der Frieden war gesichert.

Im Altenheim sollte ich dann zum ersten Mal mit »schwierigen Alten« konfrontiert werden. Und siehe da, sie waren ganz harmlos! Saßen am Tisch und taten keinem etwas zuleide. Taten aber auch sonst nichts. Sie saßen einfach zu viert um den Tisch herum und guckten vor sich hin. Andere waren unfreiwillig komisch, erzählten Dinge, die nicht so recht zueinander passten. Wieder andere brummelten in sich hinein, gingen auf und ab, nestelten an ihrem Strickjackenärmel oder untersuchten die Plastikblumen auf dem Tisch. Manche redeten mit sich selbst, manche mit den Bildern an der Wand und manche sprachen gar nichts. Dafür schrie eine alte Frau, kurz und schrill, worauf eine andere sagte: »Halt den Mund!«

Was sollte daran »verkalkt« sein? Kalk wird im Duden etwas sperrig mit »… im Blut enthaltenes Kalzium« erklärt, welches sich im Laufe der Lebensjahre möglicherweise an die Gefäßwände ablagert oder diese ganz verschließt. So stellte man sich das vor: dass die Gehirngefäße »verstopft« seien, verkalkt eben, wie das bei Wasserkochern vorkommt, und, laienhaft erklärt, so ähnlich auch zutreffen kann. Hier aber, in diesem Pflegeheim, wo ich erstmals mit vielen alten Menschen in nahe Berührung kam, sah man deutlich Löcher in der vermeintlichen Kalkmasse, ganze Areale und offene Bereiche, die keineswegs verstopft wirkten. Ich sah aber auch: auf eine bestimmte Art war jeder dieser Bewohner tatsächlich »merkwürdig«. Doch keiner glich dem anderen in seiner Merkwürdigkeit, jeder einzelne war einmalig, war, was er auch zu gesunden Zeiten gewesen: ein Mensch mit Herz und Gefühl, mit Vorlieben und Abneigungen, ein Individuum, eine einzigartige Persönlichkeit.

Heute weiß man sehr viel mehr über das Wesen der Demenz, fast alles sogar, was den medizinischen Bereich anbetrifft. Ärzte, neurobiologische Wissenschaftler, Chemiker und Pharmakologen forschen unentwegt daran, das Rätsel Demenz zu lösen und ein Gegenmittel zu finden. Nur: Demenz ist nicht gleich Demenz, und das macht es offenbar so schwierig, inzwischen geht man von 130 unterschiedlichen Formen und Erscheinungsbildern aus. Wie viel einfacher war die Erklärung »verkalkt«, und wie einfach die Gabe eines ganz bestimmten Beruhigungsmittels als – aus jetziger Sicht höchst fragwürdige – Lösung für alle.

Inzwischen hat man erkannt, dass die Demenz sehr unterschiedliche Gesichter hat. Doch denkt man an Demenz, so fällt einem als erstes ein: … hat alles vergessen, versteht nichts mehr, kennt niemanden mehr, macht unter sich, sabbert, ist aggressiv und beschimpft die ganze Familie. »Der ist dement.« Wie oft haben Sie das in letzter Zeit von Bekannten, Nachbarn oder Freunden so gehört, wenn diese über ihre alt gewordenen Eltern sprachen? Und damit, »dement«, siehe oben, ist alles gesagt, wie es scheint. Dement. Schluss. Aus. Fertig. Weiß nichts mehr. Versteht nichts mehr. Ist eine Riesenbelastung.

Wenn Sie dann aber genauer hinschauen, so merken Sie sehr schnell, dass jeder einzelne Erkrankte völlig anders als der ebenfalls betroffene Nachbar ist. Wie bei meiner ersten Begegnung mit Demenzkranken im Altenheim des Jahres 1988. Alle alten Menschen, denen ich im Pflegebereich begegnet bin, hatten die Einheitsdiagnose Demenz. Jeder Einzelne aber verhielt sich völlig individuell. Da war nichts mit »sabbern, aggressiv, versteht nichts mehr«. Sabbern tat von den alten Menschen kein einziger, und manche verstanden mehr, als man vermutet hätte, nämlich fast alles. Einige waren ausgesprochen sanft im Umgang, von wegen aggressiv, da stellt man sich ja Toben und Schreien vor, am Ende sogar Schlagen. Nein, nichts dergleichen, die Grundstimmung bei den meisten war ausgesprochen friedlich. Wo also bleibt mein Bild von »dem Dementen«?

Heutzutage hat man verinnerlicht, dass es »den« Dementen so nicht gibt. Das allgemein vorgefertigte Bild der Demenz betrifft die Symptome einer Krankheit. Diese Krankheit, gemeint ist der Gedächtnisverlust, heißt verallgemeinernd »Demenz«. Die alten Damen und Herren, mit denen ich es in meinem ersten Praktikum zu tun hatte, hatten also alle einen mehr oder weniger stark ausgeprägten Gedächtnisverlust, der als Krankheit gilt. Sie waren also alle »irgendwie« krank. Demenzkrank. Demenzerkrankt. Demenziell erkrankt. Und dennoch waren alle einzigartige Individuen, mit einzigartigen Biografien und Erfahrungen und höchsteigenen Gefühlen. Menschen eben. Menschen mit Demenz.

Um ihnen, den Menschen mit Demenz, gerecht zu werden, wird deshalb im Verlauf dieses Buches nie mehr von »dem Dementen« oder von »er oder sie ist dement« die Rede sein, sondern wir sprechen ausschließlich von und über Menschen mit Demenz, von und über Demenzkranke bzw. dementiell Erkrankten.

2. Wirklich verwirrt?

Kennen Sie das auch? Sie kommen nach einer kleinen Reise am Hauptbahnhof Ihrer Heimatstadt an, steigen aus dem Zug und stehen auf dem völlig überfüllten Bahnsteig. Eine undeutlich knatternde Lautsprecherstimme gibt Hinweise auf Anschlusszüge, auf dem Nachbargleis fährt gerade der nächste Zug ab, eine soeben angekommene Schulklasse tobt ihren wartenden Eltern entgegen. So viele Menschen überall, und nirgendwo ein Hinweis, wo es zum Ausgang geht. Eigentlich kennen Sie sich aus hier, so oft sind Sie schon mit der Bahn gefahren. Aber im Moment, bei all dem Durcheinander und Lärm, wissen Sie für einen Moment nicht genau, wo sich die Rolltreppe befindet. Mehr weiter nördlich? Oder weiter südlich von Ihrem Standpunkt? Und wo überhaupt ist Norden und Süden?

Kaum hat sich der ganze Betrieb verteilt, sind Sie natürlich wieder im Bilde. Ein bisschen irritiert sind Sie aber doch. Was war das eben? Eine Sinnestäuschung? Vielleicht schütteln Sie auch den Kopf, um die kurze Verwirrung zu vertreiben. Um sich dann umzusehen und erleichtert festzustellen, aha, alles wie immer. Der unerwartete Trubel war über Sie gekommen wie ein Orkan, zumal Sie müde waren von der langen Fahrt und gegessen haben Sie auch lange nichts.

Dann der schwere Koffer, bis Sie den aus der Zugtür herausgezerrt hatten, und davor und dahinter die wartenden Reisenden, da kann man schon einmal nervös werden und den Überblick verlieren.

Wenn Sie sich aber weiter vorstellen, wie es Ihnen erginge, wenn Sie sich auf einem Bahnhof im Ausland befänden, in

Japan zum Beispiel, und wollten Passanten nach dem Ausgang befragen: Sie würden schauen, wer für eine Auskunft in Frage käme. Keiner sieht aus, als hätte er Zeit, alle hasten an Ihnen vorüber. Und wenn Sie doch jemanden anhalten und befragen, so versteht er Sie nicht. Und Sie verstehen ihn nicht. Andere Menschen, die Sie ebenfalls fragen, antworten zwar, zeigen hierhin und dorthin, sprechen irgendetwas, doch Sie verstehen ja kein japanisch. Wäre Ihre Verzweiflung dann nicht riesengroß?

Genau so mag es einem alten Menschen gehen, wenn er unvermutet in eine für ihn unübersichtliche Umgebung kommt. Wenn er – für ihn plötzlich – in den Räumen der Tagesbetreuung steht und viele fremde Reize auf ihn einströmen. Oder sich im Aufenthaltsraum der Kurzzeitpflege wiederfindet, wo ihm niemand eine für ihn zufriedenstellende Auskunft gibt. Dann ist er sicher verwirrt. Oder wurde er verwirrt? Von all dem Fremden? Dem Unerwarteten? Den vielen neuen Sinneseindrücken?

Nicht jeder, der verwirrt scheint, muss dauerhaft verwirrt sein. Oft sind es die Bedingungen, die verwirren: eine neue Umgebung braucht nicht nur für alte Menschen Zeit, bis man sich darin orientieren kann. Besonders, wenn sich diese Umgebung, wie damals in krankenhausähnlichen Heimen üblich und heute wieder bei neueren Pflegeeinrichtungsketten vorzufinden, einförmig gestaltet. Da brauchen selbst Sie als neue Pflegekraft oder Besucherin Ihre Zeit, sich zurechtzufinden.

Wie mag es da einem alten Menschen ergehen? Lange Flure mit gleichfarbigen Türen rechts und links bieten keinerlei Anhaltspunkt für ein bestimmtes Zimmer, das er oder sie jetzt bewohnt. Bilder an den Wänden des langen Flures, die wild durcheinander laufende Farben und psychedelisch anmutende Muster aufweisen, machen auch uns ganz schwindelig. Sind diese Bilder hingegen besonders einprägsam, verfügen über eindeutige Motive, klare Farben und deutliche Konturen, dann werden sie dem Betrachter vertraut und helfen so bei der Orientierung. Auch Gegenstände, die etwas mit der vergangenen Lebenswelt alter Menschen zu tun haben, wie ein alter Küchenherd, eine Schulbank oder ein Radiogerät aus Nachkriegszeiten haben einen hohen Wiedererkennungswert und geben somit diskret, aber deutlich Orientierungshinweise. Sie selber haben das Wiedererkennenserlebnis sicher auch schon gehabt, nicht umsonst taucht in der Werbung für ein bestimmtes Produkt immer dasselbe Logo auf. Ein fest etabliertes Emblem Ihrer Lieblingsladenkette zeigt Ihnen sogar in einer fremden Stadt schon von weitem, hier sind Sie richtig. Wenn Sie aber aus Versehen den Nachbarladen betreten und es schallt Ihnen laute, für Sie unschöne Musik entgegen, dann möchten Sie am liebsten gleich wieder umkehren.

Dem alten Menschen geht es nicht anders. Das hat er nicht erwartet, das kennt er anders, hier ist er falsch oder zumindest an einem Ort, der ihm nicht angenehm ist. Oft sind Weglauftendenzen nichts anderes als der Versuch, dem vermeintlich falschen Ort mit seiner undifferenzierten Reizüberflutung zu entkommen. Oder aber dem genauen Gegenteil: der Langeweile, dem Nichts-Tun und der damit verbundenen Sinnentleerung.

Wir haben also gesehen, dass nicht jede leichte Verwirrtheit zur Desorientierung führen muss. Wir haben auch gesehen, dass Verwirrtheit nicht unbedingt von innen, also dem Menschen selbst, herrühren muss, sondern die Ursache durchaus von außen kommen kann. Von den äußeren Bedingungen, mit denen der Mensch, und nicht nur der alte Mensch, konfrontiert ist. Von unklaren Situationen, verwirrenden Momenten oder undurchsichtigen Gegebenheiten.

Haben Sie schon einmal versucht, die Umwelt eines alten Menschen aus dessen Perspektive zu betrachten? Sich genau in seinen Blickwinkel zu begeben?

Da stellen sich unzählige Fragen:

- Ist zum Beispiel der Kalender abgerissen,
- die Uhr aufgezogen und die Uhrzeit korrekt eingestellt?
- Passt die Brille noch zur Sehschwäche und
- ist das Hörgerät intakt?
- Tragen alle Pflegepersonen die gleiche Dienstkleidung, so dass sie leicht zu verwechseln sind?
- Wie sind die Lichtverhältnisse, gibt es Schattenspiele, die sich ständig verändern?
- Welche Medikamente nimmt der alte Mensch, vielleicht solche, die er, wie auch immer, nicht sonderlich gut verträgt?
- Nimmt er die Schlaftabletten zu spät ein, so dass diese tagsüber nachwirken?
- Hat er ausreichend Flüssigkeit zu sich genommen,
- als Diabetiker regelmäßig gegessen?
- Wie sind seine sozialen Kontakte?

- Bekommt er viel Besuch, mit dem er sich angemessen unterhalten kann?
- Oder ist er meistens allein in seinem Zimmer bzw. seiner Wohnung, so dass er keinerlei Anregung erhält, nicht informiert ist über Gott und die Welt, die Nachbarn und die Verwandtschaft?

Sie, die Sie jetzt die Position des alten Menschen eingenommen haben, erkennen sofort, dass jeder einzelne Punkt zur Verbesserung oder aber zur Verschlechterung der Orientierungsfähigkeit führen kann. Und dass es möglich ist, beginnender Bedingungs-Verwirrtheit entwirrend zu begegnen bzw. sie sogar ganz zu vermeiden.

Leider aber helfen all diese vorsorgenden Maßnahmen ab einem bestimmten Zeitpunkt nicht mehr vollends weiter. Dann, wenn sich aus der ab und zu auftretenden Verwirrtheit, der partiellen Desorientiertheit, eine beginnende Demenz herauskristallisiert.

3. Demenz ist nicht gleich Demenz

Wenn Sie als Pflegeperson, als ehrenamtliche Helferin, Hauswirtschafterin oder als Tagesbetreuerin mit demenzkranken alten Menschen bereits jetzt zu tun haben, dann ist Ihnen sehr schnell klar, dass es im Grunde gleichgültig ist, an welcher Art von Demenz Ihre Betreuungsperson gerade leidet. »Demenz ist Demenz«, das ist, wenn man vor der Frage steht, »was tu ich denn jetzt bloß«, eine sehr greifbare Wahrheit. Denn auch wenn Ihnen die exakte Diagnose genau bekannt wäre, so wüssten Sie vielleicht nicht wirklich weiter. Irgendwie meistern Sie die Situation, und später fragt kein Mensch nach, ob Ihr Verhalten denn »richtig« war. Richtig ist, so sagt das eigene Gefühl, wenn der Pflegekunde sich nicht weiter aufregt.

Dennoch gibt es Gründe, die unterschiedlichen Demenzformen und ihre Auswirkungen kennenzulernen, denn je besser Sie darüber Bescheid wissen, umso besser gelingt Ihnen die Begleitung Betroffener.

Sie können

- das Verhalten Demenzerkrankter besser einschätzen,
- ihre Eigenarten besser zuordnen,
- besser hinnehmen, dass zum Beispiel bei Anschuldigungen nicht wirklich Sie gemeint sind.
- Sie können mehr Geduld aufbringen,
- größeres Verständnis entwickeln,
- professionell handeln und
- adäquat reagieren.

4. Wie die Demenz beginnt

Einiges kennt man bestens von sich selbst. Zum Beispiel, dass einem Namen von Personen nicht einfallen. Man hat das Gesicht genau vor Augen, aber der Name…? Weg. Oder dass man etwas ganz Bestimmtes holen möchte und auf dem Weg dorthin vergessen hat, um was es sich handelt. Dass man etwas verlegt, einen Schlüssel vielleicht, und ihn einfach nicht mehr wiederfindet?

Und wer denkt da, scherzhaft zwar, aber doch mit einer gewissen Furcht im Hinterkopf, nicht an Demenz? Spottet scherzhaft »Alzheimer lässt grüßen«? Und wer denkt bei solchen Gelegenheiten nicht ab und zu daran, dass

»Alzheimer« mich ereilen könnte, insbesondere, wenn er oder sie selber bereits in der zweiten Lebenshälfte steht? Nicht jetzt, nein, denn wenn ich angestrengt nachdenke, dann fällt mir der Name meines ehemaligen Kollegen doch noch ein, und wenn ich nur richtig überlege, dann weiß ich auch wieder, wo ich den Schlüssel hingelegt habe.

Aber was, wenn sich die Vergesslichkeit häuft? Mir Nachteile entstehen?

Dann denke ich mir Strategien aus, dem unzuverlässigen Gedächtnis ein Schnippchen zu schlagen. Lege Zettel mit Informationen aus. Habe Ausreden parat. Strenge mich auch mal mehr an, konzentriere mich, wenn es drauf ankommt. Und so gelingt es mir, meine Vergesslichkeit lange vor anderen zu verbergen. Zumal: manchmal funktioniert ja alles. Meistens sogar, denke ich dann.

Nur: die anderen merken es doch. Registrieren meine Fehlleistungen, über die man in jüngeren Jahren gelächelt hat. Die in jüngeren Jahren langsam begonnen haben und nun Teil meiner Persönlichkeit geworden sind.

5. Immer wieder Alzheimer

Morbus Alzheimer, benannt nach seinem Entdecker Alois Alzheimer, ist die Form der Demenz, die hierzulande am häufigsten vorkommt (Abgekürzt DAT = Demenz vom Alzheimer Typ). Sie beginnt viele Jahre vor der eigentlichen Diagnose mit zunächst hinnehmbarer, später gut zu kompensierender (=überspielender) Vergesslichkeit, die insbesondere das Kurzzeitgedächtnis betreffen. Nach und nach nehmen die Ausfälle im Kurzzeitgedächtnis zu, zum Beispiel können Betroffene nicht mehr Fernsehfilmen folgen, weil sie sich den schon gewesenen Inhalt nicht merken können. Ebenso verhält es sich mit Gesprächen, denen sie nicht mehr folgen können. Von außen sieht das dann so aus, als hätte der Betroffene kein Interesse mehr und würde in demonstrativer Passivität seiner Langeweile Ausdruck verleihen. Was Familienmitgliedern unverständlich erscheint. Sie interpretieren das Benehmen des Betroffenen als desinteressiert, unhöflich und unnahbar. Erst nach und nach wird ihnen klar, dass die Verhaltensweisen ihres Angehörigen vielleicht im Zusammenhang mit seiner allgemeinen Gedächtnisschwäche stehen könnten. Dass diese eben stärker geworden ist und weiter um sich greift. Der Betroffene selbst nimmt sehr wohl wahr, was mit ihm los ist. Er erlebt ja ständig, wie seine Merkfähigkeit immer mehr nachlässt. Wie seine Fehlleistungen kaum noch zu verbergen sind. Wie viel Kraft es ihn kostet, dennoch den Alltag zu bewältigen und im sozialen Zusammenleben mit anderen seinen sprichwörtlichen Mann zu stehen.

Die Frage,

»wer bin ich jetzt und wer war ich einst?«

wird von Betroffenen so nicht formuliert, doch er spürt, dass sein »Ich«, sein ganzes So-Sein, bedroht ist. Anzunehmen ist, dass genau darauf das verzweifelte Leiden an dem augenblicklichen Zustand gründet: Der Blick in die Vergangenheit ist (noch) möglich, und in der Vergangenheit war ich ein anderer Mensch. Ein Mensch, der mitten im Leben stand, unabhängig war, selbständig und selbstbewusst. Heute? Bin ich auf immer mehr Hilfe angewiesen, vergesse die einfachsten Sachen und kriege Alltäglichkeiten nicht mehr hin.

Der Abgleich Vergangenheit-Gegenwart führt zur Verzweiflung, der Ausblick in die Zukunft ist verbunden mit Angst.

Der weitere Verlauf der Alzheimer Demenz gestaltet sich bei allen Betroffenen gemäß ihres So-Seins anders, hat aber viele Gemeinsamkeiten: Die Gedächtnisausfälle sind nun nicht mehr schönzureden, die Orientierungsprobleme nicht mehr zu vertuschen. Betroffene wissen nicht mehr wo sie wohnen, finden tausend Mal gemachte Wege nicht, erkennen Nachbarn und selbst Verwandte nicht wieder. Immer weniger können sie sich selbst versorgen, selbstverständliche Handgriffe, einfache Alltagsfähigkeiten gelingen nicht mehr und die Haushaltsführung wird zum Problem. Spätestens, wenn der Betroffene vergisst, den Gasherd abzustellen, wenn er also sich selbst und andere gefährdet (Autofahren!), ist der Zeitpunkt für Hilfe von außen gekommen.

Leidet er?

Wir stellen uns diesen Zustand unerträglich vor. Entsetzlich. Nicht auszuhalten. Was mag das Entsetzliche sein?

Fragt man gesunde ältere Menschen, was für sie das Schlimmste sein könnte, sollten sie von einer Demenzerkrankung betroffen werden, so steht an erster Stelle die Angst, nicht mehr »Herr meiner selbst« sein zu können. Gemeint ist, nicht mehr selbstbestimmt handeln zu können, nicht mehr zu wissen, was man tut und wer man ist. Dass man ganz und gar sein eigenes Ich verliert. In der Fachsprache heißt das Verlust der Ich-Identität.

Das Allerschrecklichste sei: seine Liebsten nicht wiederzuerkennen. Eingenässt umherirren und dann ausgelacht werden. »Wirres Zeug« sprechen und nicht mehr ernst genommen werden. Auf Unsinnigkeiten beharren und dabei wie ein Kind behandelt werden. Nicht mehr als derjenige angenommen werden, der man in der eigenen Vorstellung war und derjenige, der man jetzt ist. Nicht »für voll« genommen zu werden.

Nicht nur Leid begleiten diese Gefühle, sondern auch Scham. Dies wird deutlich, wenn Sie sich vorstellen, Sie selber begegneten Menschen, die behaupten, Ihre Cousine oder Ihr Neffe zu sein. Sie nennen Ihnen ihre Namen, Hildegard und Rüdiger, die Ihnen aber völlig bedeutungslos sind. Und dann fragen die beiden auch noch, ob Sie sie nicht erkennen? »Na sowas, du erkennst uns nicht? Dabei haben wir dir doch immer im Garten geholfen«. Das würde Sie nicht nur verwundern, sondern möglicherweise auch beschämen: ich erkenne Menschen, die Teil meiner Familie sein sollen und mir oft geholfen haben, nicht? Im Garten geholfen? Hatte ich einen Garten? Und wer gehört angeblich noch zur Familie?

Wer will etwas von mir und wem bin ich vielleicht etwas schuldig? – Das alles nicht mehr zu wissen und das vor denen, die die unterschiedlichsten Behauptungen aufstellen, zugeben zu müssen, ist nicht nur mit großer Verunsicherung und Verwirrung verbunden, sondern eben auch mit Scham.

Diese vielen Verirrungen im Leben eines Demenzkranken machen sich im weiteren Verlauf der Erkrankung in Unruhe, im Umherlaufen, im Kramen (=Suchen), wiederkehrenden Bewegungen sowie Inkontinenz bemerkbar. Der Betroffene hat alle Sicherheit in sich selbst verloren, das Vertrauen in seine Umgebung, die er nicht wiedererkennt und in die Personen, die ihn umgeben.

Was bleibt, wenn das Gedächtnis, der ganze Mensch, seine bewusste Biografie, seine Ich-Identität verloren gehen? Bleibt überhaupt etwas?

Durchaus, und das ist die gute Botschaft: Erinnerungen an alte Lieder und deren Texte bleiben sehr lange erhalten, wie jeder miterleben kann, der bei einer Unterhaltungsveranstaltung in einem Seniorenheim dabei war.

Auch Sinnesempfindungen wie Tast-, Geschmacks- und Geruchsinn bleiben selbst dann noch erhalten, wenn das Gedächtnis weiter zerfällt und es nicht mehr aktiv erinnert, woher diese Sinnesempfindungen rühren.

Sicher kennen Sie selber Düfte, die Sie direkt zurück in Ihre Kindheit führen, wie der Duft nach frisch gebackenem Kuchen am Wochenende, nach dem Leim in des Vaters Bastelkeller, und wenn Sie dann die Augen schließen, dann sind Sie mitten drin in der Kindheitserinnerung, sehen den Vater in seinem grauen Arbeitskittel vor sich, wie er sich über ein Werkstück beugt, spüren die Nähe zu ihm und fühlen sich wohl.

Fast jeder Mensch trägt einen Kindheitsduft in sich, der, riechen sie diesen als Erwachsener, sofort die alten Erinnerungen und die mit den Erinnerungen verbundenen Gefühle weckt. Und wenn die Erinnerungen in der Demenz allmählich zerfallen, so bleibt doch das Gefühl, welches mit diesem Dufterlebnis verbunden ist. Wie geborgen Sie sich fühlten, wenn in der Weihnachtszeit Plätzchen gebacken wurden. Aber auch: wie mühevoll es war, den Stall auszumisten. Wie groß die Angst war, wenn es nach Feuer roch.

Ebenso verhält es sich mit Lieblingsspeisen, die es in der Kindheit häufig gab und auf die Sie sich, wenn Sie aus der Schule kamen, schon freuten: Kirschpfannenkuchen, Milchreis mit Zucker und Zimt, Hefeklöße mit Vanillesoße. Heute, als erwachsener Mensch, bevorzugen Sie vielleicht Kräftiges, doch im Alter und besonders in der Demenz bescheren süße Kindheitsgerichte Betroffenen nicht nur einen Genuss, sondern auch ein wohliges Gefühl, welches direkt aus ihren Kindertagen kommt.

Wir wissen auch, dass das Tastempfinden bei Demenzkranken lange intakt bleibt. Wenn der Betroffene auch nicht »hart, weich, warm, kalt usw.« zuordnen oder benennen kann, so beobachten wir doch deutliche Vorlieben gerade für warme und weiche Stoffe, die in der Regel eine beruhigende Wirkung auf den Erkrankten ausüben. Kuscheltiere dienen dann auch weniger als Teddybär-Ersatz, denn als solcher wird er nicht (mehr) erkannt, sondern als »das angenehm Weiche«, das wohltuend Anschmiegsame. Beides ein schönes Gefühl.

Wir sehen also, was lange, sehr lange bleibt, ist das Gefühl.

Das betrifft nicht nur das Gefühl, welches durch einen direkten Impuls wie Duft, Speisen oder Tastsinn hervorgerufen wird, es betrifft für lange Zeit alle Gefühle, die dem Menschen mit Demenz innewohnen.

Der Betroffene war ehedem ein Mensch ohne Demenz, aber mit Gefühl. Jetzt ist er ein Mensch mit Demenz. Und mit Gefühl!

Wie es mit den unterschiedlichen Gefühlen bestellt ist, welche es gibt und wie sie sich auswirken können, dazu kommen wir im zweiten Teil des Buches.

Im dritten Stadium der Alzheimer Demenz ist alle Eigeninitiative erloschen. Die Betroffenen wissen jetzt tatsächlich nicht mehr, wer sie selber sind, wer sie einst gewesen und was sie erlebt haben, haben keinerlei Tuchfühlung zu sich selbst, erkennen deshalb sich selbst und andere nicht. Das Sprachverständnis und die Fähigkeit, sich auszudrücken, gehen verloren, sich selbstständig zu bewegen wird unmöglich. Das Gedächtnis zerfällt komplett und die Erkrankten sind vollständig pflegeabhängig.

Der Tod, der wie eine Erlösung scheint, kann unter Umständen lange auf sich warten lassen, denn die Alzheimer Demenz an sich ist keine todbringende Krankheit. Allgemeine Organschwäche oder eine Infektion sind nach einer Krankheitsdauer von 6-20 Jahren die Todesursache.

6. Wo Herr Alzheimer wohnt

Wie mag sie sich anfühlen, diese Alzheimer Krankheit? Wie, wenn man sie selber hätte? Wie könnte ich meinen Liebsten klar machen, wie ich mich fühle, was in mir vorgeht? Wie überhaupt ist dieses Phänomen »Alzheimer« zu erklären?

Alzheimer ist wie ein Haus. Ein Haus, welches allein auf einer kleinen Anhöhe steht. Ein schön gepflasterter Weg führt zu diesem Haus, das umgeben ist von einem kleinen Garten, der rund um das Haus angepflanzt ist. In der Mitte des Hauses, eine Stufe erhöht, befindet sich die Eingangstür. Rechts und links daneben je zwei Fenster. Im ersten Stock sehen wir insgesamt fünf Fenster, zwei rechts, zwei links und eines in der Mitte über der Tür. Dasselbe im zweiten Stock, nur, dass das mittlere Fenster im Gegensatz zu den anderen sehr schmal ist, ein schmales, längliches Rechteck, etwas breiter als ein Briefkastenschlitz etwa. Darüber das spitze Giebeldach, das auf den ersten Blick wie verglast aussieht.

Dieses Haus ist der Alzheimererkrankte. Er bewohnt es nicht, er *ist* das Haus. Wer es bewohnt, das verbirgt sich hinter den Fenstern:

Unten rechts wohnt seine Frau, mit der er seit zweiundfünfzig Jahren verheiratet ist, daneben seine drei Kinder. Die beiden Mädels, Zwillinge, und Knut, der die Werkstatt nicht übernehmen wollte. Dazwischen irgendwo die Enkel, vier an der Zahl, alle schon erwachsen. Links neben der Haustür wohnt seine Arbeit als selbständiger Tischlermeister, daneben seine Werkstatt mit den unterschiedlichen Hölzern und den vielen schönen Werkstücken, die er gefertigt hat. Auch seine Kunden wohnen da irgendwo, besonders die schwierigen, die nie zufrieden waren. Im ersten Stock wohnen seine weiteren Verwandten, Schwestern seiner Frau vor allem, aber auch ein alter Onkel und, natürlich, seine eigenen Eltern, der Vater, Tischlermeister wie er, und die Mutter immer mit einem Kind am Schürzenbändel. Im ersten Stock wohnen auch seine Kindheitserinnerungen, die den Krieg ausblenden und von dem er nur aus Erzählungen weiß. Dazwischen wohnt der bissige Hund des Nachbarn, vor dem er sich so gefürchtet hatte, und auch seine Freunde Karl und Eugen. Die leeren Patronenhülsen, die sie heimlich sammelten und darauf herumpfiffen. Die katholische Kirche, der scheinheilige Pastor, der die Jungen schlug und das Messedienen, welches seine gesamte Schulzeit begleitet hat. Im Fenster daneben wohnt seine Lehrzeit in der kleinen Nachbarstadt. Da fuhr er mit dem Omnibus hin und traf jeden Tag eine »junge Dame«, die er von Ferne anhimmelte. Hinter einem anderen Fenster wohnt seine Sehnsucht, die er als junger Mann hatte und nie verlor. Zur See hatte er fahren wollen, oder wenigstens auf Wanderschaft gehen nach der Gesellenprüfung, etwas von der Welt sehen und weg aus seinem Dorf. Doch der Vater hatte ihn gebraucht, es war Wirtschaftswunderzeit, die Menschen konnten sich endlich wieder etwas leisten, bauten eigene Häuser und bestellten Möbel nach Maß. Begraben, der Traum, ersatzlos gestrichen und Fenster geschlossen. Doch es gibt noch mehr Fenster, und im nächsten lernte er Renate kennen. Wie er sich traute, sie zu küssen, und wie es beim »ersten Mal« war. Und wie sie in der Eisdiele des Städtchens ihr letztes Geld in die Musikbox warfen. In einem anderen Fenster wohnen seine Urlaubsreisen, zuerst mit Renate alleine, auf dem Motorrad, sie saß im Beiwagen, da waren sie nach Venedig gefahren, und später, neues Fenster, Ferien mit den Kindern. Sie waren im VW-Käfer unterwegs, an der See und mit dem Zelt, zu mehr hat's am Anfang nicht gereicht, aber schön war es doch. Und später dann kam die Rente, auch die wohnt hinter einem Fenster. Er verkaufte die Werkstatt und hatte nur noch einen Bastelkeller, da arbeitete er noch ein bisschen, machte Puppenstuben für die Enkel, bis auch das weniger wurde. Und dann….

Und dann setzte sich fort, was schon Jahre vorher begonnen hatte, unbemerkt zunächst, weil am Anfang nichts wirklich Wichtiges fehlte:

Irgendjemand, eine fremde Macht vielleicht, an die er nie glaubte, muss von innen Dinge aus seinen Fenstern geworfen haben. Einfach raus aus dem Fenster! Dinge, die ihm gehörten und die er zunächst nicht vermisste oder ohnehin nicht mehr brauchte: ein ganz bestimmtes Werkzeug etwa, seine Lieblingscordhose zum Beispiel oder wie die Abkürzung von hier in die Kreisstadt verlief. Und auch Menschen wie den alten Schullehrer, den er nie leiden mochte, raus damit, einfach raus aus dem Fenster und alles landet vor dem Haus. Türmt sich auf, nach und nach, denn viele, sehr viele Dinge folgen noch im Laufe der Zeit: seine Ferien mit den Kindern, seine schwierigen Kunden und seine schönsten Werkstücke; der Jahresgeschäftsabschluss, mit dem er sich so schwer getan hatte, raus damit! Die Namen der Freunde, die Freunde selbst und die Nachbarn; die Straße, in der er gewohnt und die Männer, die seine Töchter geheiratet haben; seine Töchter selbst und auch die Enkel, raus damit, alles vor die Tür, zum Abfall, zu dem Haufen, ob er will oder nicht, da kann er halten, so fest es nur geht, und dennoch fliegt alles raus-raus-raus. Und der Abfallberg vor dem Haus mit all den schönen Dingen wird höher, die halbe Haustür ist schon zugeschüttet und das lässt sich nun nicht mehr verbergen. So sehr sich aber der Demenzkranke anstrengt, seine Schätze hinter den Fenstern zu bewahren und vor dem Rauswerfen zu retten, so vergeblich sind seine Anstrengungen. Das macht ihn wütend, er ist wirklich aufgebracht, ist es doch sein Leben, welches da durch die Fenster nach draußen fliegt und für immer verschwindet. Der erste Stock ist schon leer, alles, was ihn ausmacht, seine Erinnerungen, sein Leben, liegt vor dem Haus anstatt darin, und nun folgen die nächsten Fenster, die ganz oben. Seine Kindheit, raus damit, seine Eltern, Geschwister, alle Erinnerungen, selbst sein Lieblingslied »Der lachende Vagabund«, das er sein ganzes Leben vor sich hin gepfiffen hatte, seine Renate, die ganzen zweiundfünfzig Jahre mit ihr, raus und weg und aus und vorbei.

Manchmal sieht er noch, wie etwas gerade »fliegt«, und das ist hinter diesem schmalen, rechteckigen Fensterschlitz, welches in der Mitte unter dem Dach liegt, verborgen, da blitzt es manchmal hinaus. Aus diesem Fenster kann der Demenzkranke ab und zu noch etwas sehen, Einzelheiten sind es meist, angefangene Geschichten und nicht zu Ende gelebte Gedanken. Und dann, zum Erstaunen seiner Angehörigen, sagt der Betroffene einen kurzen »wahren« Satz, wie »Da fährt der….«, doch wer da fährt und wohin er fährt, das liegt auf dem inzwischen riesigen Haufen vor dem Haus.

Dieser Berg mit all dem Verschütteten ist weitergewachsen, draußen, vor seinem Haus. Alle Fenster sind zu, kein Luft- und auch kein Guckloch mehr, selbst die Tür und der Weg zu seinem Haus mit den vielen Fenstern sind verschüttet. Der Demenzkranke kann nicht mehr heraus aus seinem Haus, kann nicht mehr in dem suchen, was seine Erinnerungen sind und ihn ausmachte, sein Fenster zu sich selbst ist tot, er ist eingesperrt in die Erinnerungsdunkelheit.

- Er ist nicht mehr »behaust«.

Wie einen Menschen »besuchen«, dessen Haus unerreichbar zugeschüttet und deswegen nicht mehr behaust ist? Der Weg versperrt, die Fenster dunkel?

Wir erinnern uns, wie das unversehrte Haus aussah, anfangs, als es noch bewohnt war: es gab eine Tür in der Mitte und reichlich Fenster auf allen Ebenen. Und oben das Dach, ein spitzes Giebeldach, das auf den ersten Blick wie verglast aussieht. Unter diesem Dach, hinter dieser durchscheinenden Verglasung, wohnt auch noch jemand, jetzt und heute, und das ist des Erkrankten und unsere Rettung: es sind die Gefühle, seine ureigenen Gefühle, die, die er immer schon hatte und die ihn auch jetzt nicht verlassen. Die dem Betroffenen im wahrsten Sinne des Wortes innewohnen.

Die Gefühle bleiben lange erhalten, sehr lange, sie sind gut geborgen und sicher verborgen dort oben, wo viel Raum ist und so schnell kein »Herauswerfen« möglich.

- Dort, an den Gefühlen des Demenzkranken, da können wir ihn erreichen und behutsam begleiten. Genau das ist Validation.

Noch mehr Demenz

Für die meisten Menschen bedeutet Demenz ganz allgemein »vergisst alles« bzw. »weiß zum Schluss gar nichts mehr«. So ist es auch bei der Pflege von Menschen mit

Demenz in der Tat einigermaßen unerheblich, an welcher speziellen Form dieser Erkrankung die Betroffenen leiden. Dennoch ist es für begleitende Personen gut zu wissen, woran sie mit ihrem Pflegekunden sind, denn allein durch dieses Wissen können schon viele Missverständnisse verhindert werden.

7. Das »System Wasserschlauch«

Sicher ist es Ihnen noch nie in den Sinn gekommen, sich von einem blinden Menschen ein Bild genau beschreiben zu lassen. Genauso wenig würden Sie von einem dementiell erkrankten Menschen verlangen, dass er sich ein bestimmtes Datum merkt oder etwas Neues hinzulernt. Nur, und das ist die Gemeinheit an der vaskulären Demenz, dass gerade diese Betroffenen über etliche Jahre hinweg nach außen hin den Eindruck relativer Unversehrtheit erwecken. Also auch so, als seien sie durchaus in der Lage, sich Dinge zu merken oder neue Informationen zu verarbeiten. Sie wirken »verständig«, tun alles, um diesen Eindruck aufrecht zu erhalten, doch auf die Zuverlässigkeit ihres Gedächtnisses können leider weder sie selber noch ihre Angehörigen bzw. die sie begleitende Personen bauen. Manchmal, und das ist die zweite Gemeinheit an dieser Art der Erkrankung, funktionieren die einfachen Alltagsfähigkeiten, manchmal auch nicht.

Vermutlich haben auch Sie schon einmal versucht, Ihren alt gewordenen, allein lebenden Angehörigen oder ambulanten Pflegekunden davon zu überzeugen, dass er doch bitte nach der Mahlzeit seinen Tisch abräumen möge, die übrig gebliebenen Lebensmittel wieder zurück in den Kühlschrank stelle und das Geschirr bitte in die Spülmaschine? Dann kennen Sie auch das: »Ja-ja, mach ich gleich!« Sichtbar türmt sich das Geschirr von gestern und vorgestern irgendwo in der Küche, auf dem Tisch gammelt die Leberwurst von voriger Woche, der Käse wellt sich seit Tagen nach oben und die Marmelade ist von Fliegen umschwirrt. Wenn Sie eine solche oder für jeden »gesunden Menschenverstand« ähnlich unerträgliche Situation schon erlebt haben, dann wissen Sie auch, dass mit dem Finger auf die misslichen Dinge zu zeigen keinen Sinn hat, es nichts bewirkt, den alten Menschen der Lüge zu bezichtigen oder gar der Verwirrtheit, dass Sie ihm Vorträge halten über die Schädlichkeit verunreinigter Lebensmittel, nichts hilft, gar nichts hilft, den Betroffenen davon zu überzeugen, sein Verhalten in Ihrem Sinne zu verändern. Für ihn, den Betroffenen, ist alles richtig, Sie aber sind falsch. Denn Sie stellen Forderungen und Forderungen und Forderungen, schimpfen am Ende, werden ungeduldig und werfen dem Angehörigen Unvernunft und Starrsinn vor.

Doch wovon sprechen wir hier überhaupt?

Wir sprechen von den Gehirngefäßen, die, ebenso wie der Herzmuskel, bis in den kleinsten Winkel hinein optimal durchblutet sein müssen, um gesund und »richtig« zu funktionieren. Das Blut wird, zusammen mit Sauerstoff, in den dafür vorgesehenen Blutgefäßen durch den gesamten Körper transportiert und passiert dabei sowohl Herz als auch Gehirn. Wird das Herz nicht ausreichend mit Blut versorgt, so sprechen wir von »Herzschwäche«.

- Wird das Gehirn nicht ausreichend mit Blut versorgt, so entsteht in der Folge eine »Gehirnschwäche«. Nichts anderes ist eine vaskuläre Demenz.

Hauptursache für eine mangelhafte Durchblutung können Bluthochdruck oder Gefäßverdickung durch zum Beispiel Diabetes sein. Diabetes und Bluthochdruck, am Anfang oft unbemerkt, brauchen ihre Zeit, um sich im Körper fest anzusiedeln und ihren unheilvollen Feldzug gegen die Gefäße wirksam werden zu lassen. Wie ein Gartenschlauch, der, angeschlossen an einen undichten Wasserhahn, seit Jahren im Gras liegt. Von außen sieht er völlig intakt aus, wenn auch vielleicht verblasst durch die Witterung. Von innen aber lässt er mit der Zeit immer weniger Wasser durch, denn der Kalk des zwar geringen, aber stetig fließenden Wassers setzt sich an die Wände des Schlauches und klammert sich dort fest. Der Schlauch wird enger an dieser Stelle. Und an anderen auch, und zusammengerechnet sind das schon recht viele enge Passagen. An manchen Stellen muss sich das durchfließende Wasser kleine Umwege suchen, um die Hindernisse zu umgehen, und während es das tut, verliert es an Geschwindigkeit, wird langsamer, träger und hat kaum Kraft genug, auch den letzten Winkel des Schlauches zu erreichen und ganz zu durchströmen. Manchmal löst sich ein kleiner Kalkfetzen von der porösen Innenseite des Schlauches. Dieser fließt dann mit dem dünn gewordenen Wasserstrahl weiter, immer weiter trudelt er durch die Schlauchinnenbahn, stößt an die anderen Kalkablagerungen und bleibt vielleicht stecken. Dann wird der Durchfluss noch ein bisschen enger. Oder der treibende Kalkfetzen stößt an ein anderes Kalkstück und löst es. Dann fließen schon zwei durch den Wasserschlauch. Mindestens, denn es ist davon auszugehen, dass weitere nach und nach hinzukommen. Das reinste Gegriesele ist das jetzt, was sich da durch den Schlauch quält, und kein Wunder, dass der Wasserfluss jetzt, mit all diesen Engpässen und Hindernissen, so mühsam vorangeht.

Genauso verhält es sich mit dem Gehirn und dem Blut, welches das Gehirn durchströmt. Das Blut versorgt das Gehirn mit Sauerstoff, und fließt zu wenig Blut, weil die Gefäße verengt sind oder sich Ablagerungen an der Gefäßinnenwand befinden, bekommt das Gehirn zu wenig Sauerstoff. Den aber braucht das Gehirn, und zwar bis in den eben schon besprochenen letzten Winkel hinein.

- Zu wenig Sauerstoff im Gehirn, zu wenig Funktion. Das heißt, bestimmte Dinge, die das Gehirn zu früheren Zeiten spielend »gekonnt« hat, funktionieren jetzt nicht mehr automatisch.

Die Persönlichkeit des alten Menschen ist davon (vorerst) nicht berührt, er scheint von seinem Wesen ganz der, der er immer war. Genau so fühlt sich der Betroffene auch. Dass das Leben schwierig für ihn geworden ist, das erkennen als erstes Angehörige oder Nachbarn. So wirken Betroffene insgesamt verlangsamt und teilweise unorientiert. Gangunsicherheit und Gleichgewichtsprobleme treten auf und werden auch von außen sichtbar. Betroffene können sich schlecht konzentrieren und haben eine geringe Aufmerksamkeitsspanne. Die Vergesslichkeit hingegen ist, anders als bei der Alzheimer Demenz, zunächst eher milde und die Fähigkeit, diese im Alltag zu kompensieren, gerade anfangs fast schon meisterhaft. Die oder der Betroffene kommt seiner Meinung nach bestens zurecht, in Wirklichkeit aber wurstelt er sich irgendwie durch. Er findet, er habe alle Erfordernisse des Lebens hervorragend im Griff, doch bei Licht betrachtet klappt nach und nach fast nichts mehr.

Leider, und auch das gehört zu den eindeutigen Symptomen der vaskulären Demenz und ist die dritte Gemeinheit,

- hat der Betroffene keinerlei Einsicht in seine Defizite und in die Notwendigkeit der Hilfe von außen. Das macht es für die, die helfen wollen oder eingreifen müssen, so schwer.

Da nutzen keine Argumente und keine Ratschläge, kein guter Wille und kein Drohen, Menschen mit vaskulärer Demenz sind nicht zu überzeugen, wenn es ihrer eigenen Wirklichkeit widerspricht. Hilfe von außen, obwohl deutlich notwendig, wird oftmals empört und rigoros abgelehnt, und das haben Sie bei Ihren Pflegekunden oder Verwandten sicher auch schon erlebt: helfende Personen, ob Anverwandte oder Mitarbeiter eines Pflegedienstes, werden von dem Erkrankten nicht als Unterstützung, sondern als Spione angesehen, die nichts anderes im Sinn haben, als den alten Menschen in seiner Selbständigkeit zu bedrohen, ihm Vorschriften zu machen und ihn hinters Licht zu führen. Sie wollen sich nicht »hinter die Kulissen« schauen lassen, sind keinem Vorschlag zugängig und erscheinen in höchstem Maße »altersstarrsinnig«. Eine schwere Zeit, die Betroffene und Hilfspersonen gleichermaßen durchleben.

In der Tat muss erst etwas passieren, damit etwas passiert. Dass, um beim Beispiel des Wasserschlauchs zu bleiben, an einer brüchigen Stelle des Schlauches Wasser austritt, es im Boden ringsherum versickert und alles drum herum schlammig macht. So, wenn es im Gehirn eine kleine Blutung gibt und das Blut nicht mehr in dem dafür bestimmten Blutgefäß fließt, sondern durch eine porös gewordene Stelle heraustritt und jetzt in die unmittelbare Umgebung eindringt. Da werden empfindliche Hirnnerven von Blut getränkt und können nicht mehr mit den anderen Hirnnerven in Kontakt treten, ihnen keine »Befehle« mehr erteilen. Das geschieht plötzlich, der Betroffene ist verändert, verändert sich im Laufe der »Verschlammung« immer weiter, denn jetzt sind viele Gehirnbereiche »verschlammt« und funktionieren nicht mehr. Ein Sturz kann die Folge sein oder auch eine zeitweilig so starke Verwirrtheit (die vorübergehend sein kann), dass der Betroffene erstmals froh ist, Unterstützung durch vertraute Personen zu finden.

Verschließt ein umherfließendes Kalkteilchen ein Blutgefäß komplett, so kommt es zum Hirnschlag, besser bekannt als Schlaganfall. Hier fließt gar kein Blut mehr durch das betreffende Gefäß, genau wie bei dem eben benannten Wasserschlauch. Ist er an einer Stelle verstopft, dann ist Ende mit dem Durchfluss. Das weitere Schlauchstück ist in seiner Funktion überflüssig geworden, könnte genauso gut abgeschnitten werden. Genau das geschieht beim großen Schlaganfall (=Hirninfarkt): Die nachfolgenden Gewebe sterben ab und geben ihre Funktion auf. Es folgt die Halbseitenlähmung, die jeder kennt, mit dem schlaffen Mundwinkel und der intellektuellen Veränderung des Betroffenen.

8. Das »System Glühbirne«

Es gibt aber auch winzig kleine Schlaganfälle, solche, die sich anfangs nicht in körperlichen und geistigen Symptomen äußern. Solche, die anfangs gar nicht bemerkt werden, weder von der Person, dem die sogenannten »Schlägle« passieren, noch von der Umgebung. Bei diesen kleinsten Hirninfarkten, die ebenfalls Blutgefäße verschließen, sind nur die äußersten Hirnareale betroffen und richten deswegen noch wenig Schaden an. So, wenn zum Beispiel die äußerste Fingerkuppe Ihres kleinen Fingers eingeschlafen wäre, so könnten Sie dennoch die ganze Hand voll einsetzen.

Kommen dann nach und nach die anderen Fingerkuppen dazu, schlafen ein und Sie können nicht mehr richtig zugreifen, dann bemerken Sie durchaus, wie hinderlich diese Störung ist.

Bei den kleinen Schlaganfällen stört anfangs nichts, doch machen sie sich nach und nach durch die Häufung bemerkbar. Ist zu Beginn die taube Fingerkuppe noch gut zu kompensieren, so geht das mit der ganzen Hand schon nicht mehr. So auch die kleinen Schlaganfälle. Sie wirken wie ein Defekt in einer Glühbirne. Mit feinen Drähten durchzogen sorgen sie dafür, dass die Hauptleitung innerhalb der Glühbirne in hellem Licht erstrahlt. Manchmal aber flackert die Glühbirne, schon bei der Betätigung des Lichtschalters knistert es. Das kann einige Zeit gutgehen, an-aus, an-aus, aber plötzlich reißt der Faden und der Draht ist durchbrochen. Dort gibt es kein Licht mehr, die Verbindung zu den anderen Drähten ist gekappt.

Haben Sie viele, viele Glühbirnen, die für Helligkeit im Raum sorgen, so macht der Ausfall dieser einen noch nicht so viel aus, macht sich kaum bemerkbar. Kommen aber nach und nach mehr Glühbirnen hinzu, bei denen die Verbindung zum Hauptdraht abgerissen ist, dann verhält es sich mit dem Glühbirnenlicht ähnlich wie im menschlichen Hirn: viele Glühbirnendefekte verursachen größere Lichtausfälle, viele kleine Schlaganfälle verursachen größere Hirnleistungsausfälle. Viele Hirninfarkte = viele Ausfälle.

Kleine Ausfälle verdichten sich zu größeren, größere Ausfälle verursachen Demenzsymptome.

Und weil diese Form der Demenz auf viele Schlaganfälle zurückzuführen ist, wird sie in Fachkreisen Multi-Infarkt-Demenz genannt (multi = viel, Infarkt = das Absterben eines Gewebestückes oder Organteils nach Unterbrechung der Blutzufuhr).

Die Symptome ähneln der einer vaskulären Demenz, doch treten hier durch die Plötzlichkeit des Gefäßverschlusses die Veränderungen plötzlich, wenn auch milde, auf. Sie betreffen Gedächtnisleistung ebenso wie Orientierungsfähigkeit oder Gleichgewichtssinn und Gangsicherheit.

9. »Das kann unmöglich mein Vater sein!«

Wer schon länger im Demenz-Pflegebereich arbeitet, kennt sicher Pflegekunden, die nie satt werden, die ständig Essen fordern, immer und immer Hunger haben. Die, verweigert man ihnen Nahrung oder das, was sich gerade in ihrem Kopf festgesetzt hat, schier unglaubliche Kräfte entwickeln, nicht zu bändigen sind und auch vor Handgreiflichkeit nicht zurückschrecken. Oder, zum Entsetzen ihrer

Angehörigen, sich von einer vornehmen Dame mit ausgezeichneten Umgangsformen zur Unflätigkeiten schimpfenden, bösen alten Frau verwandeln bzw. von einem freundlichen Herrn in ein verhaltensauffälliges, peinliches Ungetüm.

Die Fronto-temporale Demenz verändert Betroffene mehr als jede andere Demenzform. Heute kennt man das menschliche Gehirn sehr genau, kann exakt verorten, in welchem Bereich des Gehirns welche Fähigkeiten angesiedelt sind. Deswegen weiß man, dass der vordere Stirnlappen- und Schläfenbereich zuständig ist für Gefühle und soziale Bezüge. Und ausgerechnet dort beginnt der geistige Verfall bei der Fronto-temporalen Demenz. Die vorderen Hirnareale fallen nach und nach der Zerstörung anheim, und damit gehen Empathiefähigkeit und der Sinn für soziale Zusammenhänge verloren.

Leider stellt sich diese Erkrankung dann so dar, dass, wer im vorherigen Leben ein gütiger Mensch war, jetzt ein zorniger Wüterich sein kann. Wer auf gute Umgangsformen und perfekte Manieren bedacht war, kann jetzt grobe Sprüche äußern und sich in Gesellschaft vollkommen inadäquat benehmen. Wortwiederholungszwänge bei verwaschener Sprache, unangemessenes Verhalten verbunden mit enormen körperlichen Kräften sind ebenfalls Erscheinungszeichen dieser Demenzform.

Angehörige registrieren als Erste das langsam sich verändernde Verhalten des Betroffenen und wundern oder entsetzen sich. So, wie der Vater/Ehemann/Großvater sich immer öfter benimmt, kennen sie ihn gar nicht, was kann ihn nur so verbittert haben? Was regt ihn jetzt wieder auf und wieso reagiert er so ganz anders als früher? Warum ist er so permanent misstrauisch, schimpft wegen Nichtigkeiten und führt sich auf wie ein Rumpelstilzchen? Im Grunde ist er völlig verändert, wird angriffslustig, droht zu schlagen und ist im Familienverbund fast nicht mehr tragbar. An Demenz mit den üblichen ersten Erinnerungslücken oder Gedächtnisschwächen denkt da noch keiner, zumal die FTD oft schon relativ früh, mit Anfang fünfzig und noch früher, beginnen kann.

Bevor die Diagnose gefunden ist, erfährt die Familie viel Leid und der Betroffene viel Unverständnis. Symptome wie Teilnahmslosigkeit und Interesselosigkeit lassen an eine Depression denken, Unberechenbarkeit und Aggression an eine psychiatrische Erkrankung aus dem Bereich der Schizophrenie. Ist, nach langen Kämpfen mit dem Betroffenen um die Notwendigkeit eines Arztbesuches, erst die Ursache für die Wesensveränderung des Erkrankten gefunden, so weiß die Familie wenigstens, warum er sich so ganz anders verhält. Ein Trost? Nur halb, denn Heilung, selbst Linderung des Leidens ist nicht in Sicht.

10. Das Gesetz der Langsamkeit

Die gute Nachricht zuerst: 60 Prozent der an Parkinson erkrankten Menschen haben keine Demenzerkrankung.

Das heißt: lediglich 40 Prozent der Parkinsonpatienten sind auch Demenzpatienten.

Wie aber kommt es, dass, begegnet man einem Menschen mit Parkinson, man automatisch denkt, dieser Mensch sei wohl sicherlich »dement«?

Es ist zuerst der schlurfende Gang mit den kleinen Schrittchen und den starren Armen, die dem Betrachter so unbelebt erscheinen. Hinzu kommt das maskenhafte, unbewegte Gesicht, welches keine Emotionen zeigt, kein Lachen, kein Weinen, kein Verstehen, keine Fragen, nichts, was man aus dem Gesicht des Betroffenen an Gefühlen und Gedanken herauslesen könnte. Also hat er keine Gedanken? Also ist er »dement«! Und fragt man ihn etwas, selbst etwas ganz einfaches, ob er nicht lieber seine Strickjacke anziehen möchte zum Beispiel, so antwortet er nicht spontan mit ja oder nein, die Antwort verzögert sich, es dauert und dauert und der Fragende steht da mit seiner Strickjacke und will endlich wissen, was damit tun. Und er fragt noch einmal und diesmal lauter, wiederholt die Frage ganz laut und nah am Ohr, denn wer nicht antwortet, hat die Frage nicht gehört und dann ist er hörbehindert. Oder er hat die Frage nicht verstanden und dann ist er »dement«? Und spricht der Betroffene dann doch, so ist die Sprache ganz leise und ganz verwaschen, so, als sei er sich nicht sicher, ob das, was er sagt, richtig ist und wer das nicht weiß, der ist »dement«?

Nein, das ist er natürlich nicht, der Betroffene leidet an einer anderen Krankheit, und diese heißt Morbus Parkinson und geht nicht von Anfang an und nicht automatisch mit einer Demenz einher. Er leidet außerdem an dem Auftreten vieler seiner Mitmenschen, die ihm durch ihr Verhalten zu verstehen geben, dass sie am Verstand des Erkrankten zweifeln. Dass sie ihm wie einem schwerhörigen, ungezogenen Kind begegnen. Dass sie keine Geduld haben mit ihm und seiner starren Langsamkeit, kein Verständnis für seine Verzögerung und keine Zeit für die Zeit, die er aber doch so dringend benötigt für all die Verrichtungen des täglichen Lebens.

Nein, an einer Demenz leidet er (noch) nicht, wird es vielleicht nie. Dass sich diese aber im Laufe der Erkrankung entwickelt, ist möglich bis wahrscheinlich, und die Verursacher sind die sogenannten Lewy-Körperchen, die auch ohne die Parkinsonerkrankung zu einer eigenen Demenzform wird. Auch diese zeigt sich neben Gedächtniseinbußen mit Bewegungseinschränkungen und Verlangsamung und ähnelt darüber hinaus der Alzheimer-Demenz.

11. Zusammenfassung

Im Verlauf des ersten Teils haben wir die häufigsten Demenzformen und -symptome kennengelernt, doch leider gibt es noch etliche Andere, die benannt werden müssen, wie z.B. das Korsakow-Syndrom oder die Demenz bei Hydrocephalus. Vielleicht haben Sie die ein oder andere Beschreibung verglichen mit dem Auftreten Ihres Demenz-Pflegekunden, Ihres dementiell erkrankten Familienangehörigen oder Ihrem seit längerer Zeit »auffälligen« Nachbarn, über den Sie sich ohnehin schon Ihre Gedanken gemacht haben.

Doch was sagen uns all diese unterschiedlichen Demenzformen, die sich übrigens durchaus mischen und, wie eingangs schon erwähnt, in etwa 130 verschiedensten Mischformen und –varianten auftreten können?

Zum einen, dass sie immer von Gedächtniseinbußen bis zum Gedächtnisverlust geprägt sind. Zum anderen, und das ist das Mutmachende für Betroffene wie auch für Personen, die Demenzerkrankte begleiten, dass das Gefühl der Erkrankten bis zum Schluss erhalten bleibt.

Für Sie als Angehörige oder Pflegeperson ebenso wie für den Betroffenen selbst spielt es keine so große Rolle, wie die Erkrankung heißt und wie das Lehrbuch sie beschreibt. Dafür gibt es Fachärzte, die die Diagnose stellen und geeignete Medikamente verordnen. Ihnen aber bleiben die Erkenntnis und das Wissen:

- Mein Gegenüber ist ein Mensch mit zwar schwindendem Geist, aber mit sehr lebendigem Gefühl. Ein Mensch eben. Grund genug, ihm auch weiterhin mit Respekt und Wertschätzung zu begegnen.

ZWEITER TEIL

Was Validation ist und was Validation will

Das Wort Validation kommt aus dem Englischen »validity« und bedeutet übersetzt »Gültigkeit«. Warum Naomi Feil diesen Begriff für den besonderen Umgang mit sehr alten, demenzerkrankten Menschen gewählt hat, erklärt sie damit,

- dass das, was der demenzkranke Mensch sagt, tut oder sonst äußert, für ihn Gültigkeit hat. Auch wenn das Gesagte für uns wenig Sinn ergibt – »ich muss zu meiner Mutter« –, für den Betroffenen ist es wahr und deswegen gültig.
- Wenn wir diese seine Wahrheit – den inneren Drang, zur Mutter zu müssen – als eben *seine* Wahrheit annehmen, dann nehmen wir den Betreffenden ernst.
- Mit diesem Ernstnehmen wertschätzen wir ihn. Wir wertschätzen ihn als Person, als Mensch. Nicht nur in diesem Augenblick, sondern immer. Zu jeder Zeit.
- Validation ist also in erster Linie eine Haltung: ich wertschätze mein Gegenüber als Mensch, habe ihm gegenüber Respekt. Nehme ihn so an, wie er ist.

Validation ausüben = das Validieren, ist Arbeit, Gefühlsarbeit. Um diese Gefühlsarbeit leisten zu können, ist es erforderlich, sich in die Gefühle anderer hineinzuversetzen. Sich in die Gefühle eines Demenzerkrankten hineinzuversetzen ist die erste Voraussetzung dafür, dass das Validieren gelingt.

1. Von den Anfängen

Die Begründerin der Validation, Naomi Feil, geboren 1932 in München, siedelte als Kleinkind mit ihren Eltern nach Amerika aus. Die Eltern, beide in der sozialen Arbeit tätig, gründeten dort eine Art Altenwohnheim, in dem sie als Familie zusammen mit alten Menschen lebten. Naomi wuchs dort ohne Geschwister, aber im engen Verbund mit den alten Menschen auf. Sie waren ihre Ansprechpartner nach der Schule, ihre Spielkameraden, ihr Kummerkasten und ihre Freunde. In dieser intensiven Zeit lernte sie jeden einzelnen ihrer alten und sehr alten Mitbewohner in seinem jeweiligen So-Sein, seiner höchsteigenen Individualität, seiner Eigentümlichkeit oder Absonderlichkeit, in seiner Freude oder Traurigkeit kennen, erfuhr dessen Vorlieben und Abneigungen, wusste, was Einzelne besonders gut konnten oder aber gar nicht. Ganz selbstverständlich erlebte sie mit, wie den alten Herrschaften zumute war, wenn sie zum Beispiel »grundlos« weinten oder vor sich hin lachten, wenn sie »unwahre« Geschichten erzählten oder Tatsachen verdrehten, und wenn all das für Außenstehende noch so merkwürdig erschien, für Naomi war das, wie die alten Leute sich präsentierten, das »Normale«. Von klein auf kannte sie die Betreffenden ja nicht anders, sie waren immer schon so beziehungsweise intensivierten ihr Verhalten, je älter sie wurden. Naomi nahm ihre alten Mitbewohner genau so an, wie sie waren. Eine große Familie waren sie, hatten Spaß und Freude miteinander, und doch lernte sie, jeden Einzelnen immer und zu jeder Zeit als den wahrzunehmen, der er war, und ihn ernst zu nehmen als Mensch. So begriff sie früh, was es heißt, Respekt zu haben und dem anderen respektvoll, das heißt wertschätzend, zu begegnen.

Naomi Feils Berufsleben profitierte von den frühen Erfahrungen. Wissend, dass man Andere am besten dann verstehen, lieben und wertschätzen kann, wenn man sich selber versteht, liebt und weiß, wer man ist, unterzog sie sich einer langjährigen Psychoanalyse. Hier gelangte sie zu der Überzeugung, dass ein alter Mensch nur dann in Frieden sterben könne, wenn er mit sich selbst komplett im Reinen sei. Das heißt, alle Versäumnisse sollten aufgearbeitet sein, jede Schuld abgearbeitet, jede Unregelmäßigkeit geradegerückt, alle Missverständnisse geklärt, jeder Streit geschlichtet. Dann, und nur dann könne der alte Mensch am Ende seiner Tage auf sein Leben in Frieden zurückblicken und sich ehrlichen Herzens sagen: alles war gut. Könne er dies im Alter nicht und es blieben Lücken, so Naomi Feils Überzeugung, dann würden diese nicht aufgearbeiteten Lebensereignisse die Inhalte einer dementiellen Verirrung abbilden. Der alte Mensch würde an seiner eigenen Verzweiflung umso mehr leiden, je weniger er mit sich im Reinen ist und könne nicht in Frieden sterben.

Heute hat man von dieser Theorie Abstand genommen, würde sie doch bedeuten, dass ein moralisch einwandfreies Leben den Schutz vor Demenz verspricht. Dem ist, wie wir wissen, nicht so, denn vor einer dementiellen Erkrankung ist bisher niemand gefeit. Der große Verdienst, der Naomi Feil zuteil wird, ist, dass sie als Erste anerkannt hat, dass die verwirrt erscheinenden Handlungen und Äußerungen sehr alter Menschen eben nur verwirrt *erscheinen*. Denn fühlt man sich in diese desorientierten Menschen ein, versucht man zu verstehen, was die alten Menschen jetzt und in diesem Augenblick der Desorientiertheit fühlen, so merkt man als Angehöriger, Pflegeperson und Betreuer sehr schnell, dass die Welt des Betroffenen im wahrsten Sinne des Wortes zwar ver-rückt sein mag, seine Gefühle aber real und existent sind.

Naomi Feil, die sich später selbst zur Psychoanalytikerin ausbilden ließ, blieb den sehr alten und dementiell erkrankten Menschen treu. Ihre Art des analytisch-therapeutischen Umgangs mit ihnen nannte sie »Validation« und stellte für die Validationsanwendung sinnfällige, noch heute gültige Regeln auf:

- sich in den alten Menschen einzufühlen und mit ihm zu fühlen,
- sehr alte und dementiell erkrankte Menschen in ihrer Würde zu belassen.

2. Wie es weiterging

Nicole Richard (1957-2014), tätig gewesen in Kassel, führte die Methoden Naomi Feils weiter und entwickelte eine Form der Validation, die von der Analyse weg- zur Handlung hinführt. In ihrer »Integrativen Validation«

stehen die Gefühle, die Antriebe und die Lebensthemen des Menschen mit Demenz im Zentrum des Umgangs mit ihm. Das heißt, unsere Aufgabe als Pflege- oder Begleitperson eines dementiell erkrankten Menschen ist es, uns zunächst die Biografie des Betroffenen zu eigen zu machen. Wissen wir viel aus dem Leben des Erkrankten, dann können wir herleiten, aus welchem Lebensthema der Antrieb für eine Handlung, Äußerung oder Stimmung des Demenzerkrankten stammt und warum ein bestimmtes Gefühl nun interpretier- und aufgreifbar ist. Dieses Gefühl zu erspüren und mit ihm mitzugehen ist die Aufgabe der validierenden Begleitperson.

Nicole Richards großer Verdienst ist es, Menschen mit Demenz eine Biografie, eine Stimme, eine Sprache, und, ebenso wie Naomi Feil, Herz und Gefühle gegeben zu haben. Darüber hinaus verdanken ihr die Altenpflege, Angehörige und Pflegekräfte, eine Art Werkzeug zum verständnisvolleren Umgang mit den Erkrankten an die Hand bekommen zu haben.

3. Was neu hinzu kommt: *Praktische Validation*

Auf beide Vorgehensweisen als Grundidee stützt sich dieses Buch mit seiner *Praktischen Validation*. Das Anliegen der *Praktischen Validation* ist es, die theoretischen Aspekte der Validation in eine praktische Handlungsempfehlung umzuwandeln. Die *Praktische Validation* baut auf den bisherigen Kenntnissen auf, modifiziert allerdings seine Regeln in der Art, dass die theoretischen Anteile zugunsten der praktischen Einübung in den Hintergrund treten.

Gehen sowohl Naomi Feil als auch Nicole Richard davon aus, dass Demenzkranke ihre eigene Wirklichkeit leben und ausdrücken, so stellt sich diese Frage in der *Praktischen Validation* erst im zweiten Gedanken. Anzunehmen, der Mensch mit Demenz erzähle etwas, was nur für ihn gelte, lebe Situationen aus, die nur für ihn Sinn geben, hieße, ihn von vorneherein abzustempeln: »Dement« = spricht Unsinn. »Dement« – lügt?

Wir erwarten, dass das, was der Mensch mit Demenz in dem, was er äußert, nicht automatisch seine »persönliche« Sicht auf Wahrheit ist und diese kundtut.

- Wir nehmen grundsätzlich zunächst an, dass das, was der alte Mensch mir erzählt, wahr sein *könnte*:

»Die hat meine Jacke an!« Kann sein. Wird wohl so sein. Ist bestimmt so, wenn ich mir dann die Mühe mache, einmal nachzuschauen. Auch das ist Wertschätzung.

In der *Praktischen Validation* ist und bleibt damit erste Priorität

- eine wertschätzende Haltung dem Anderen gegenüber,
- dem anderen immer und zu jeder Zeit mit Respekt und Achtung zu begegnen.

Deswegen gehen wir in diesem Buch davon aus, dass Validation sich nicht nur bei der Begleitung von Menschen mit Demenz bewährt, sondern für alle da ist und von allen gelebt (praktiziert) werden kann.

Vorrangig aber wird sein, zu überlegen, wie Sie als Angehöriger, Pflegeperson oder Tagesbetreuerin Situationen begegnen können, die Ihnen im Zusammensein mit dem Demenzerkrankten plötzlich, aus heiterem Himmel, widerfahren. Wo Ihre Reaktion sofort gefragt ist (»Sie haben mein Essen vergiftet, alles Gift hier, immer geben Sie mir Gift!«). Wo Sie nicht lange überlegen können, »was war das wohl aus dem vergangenen Leben des Erkrankten, was sich jetzt Ausdruck verschafft?« Weil Sie vielleicht nichts wissen vom Leben des Ihnen anvertrauten Menschen. Oder weil Sie, insbesondere in der Tagesbetreuung, oft konfrontiert sind mit Situationen, mit denen Sie nicht rechnen konnten. Die plötzlich über den Erkrankten und damit auch Sie hereinbrechen (»Sie vergiften mich!«). Oder solche, die sich in schöner Regelmäßigkeit täglich wiederholen (»Ich will nach Hause!«). Und mit genauso schöner Regelmäßigkeit zu eskalieren drohen. Was tun Sie dann?

Sie tun vermutlich das, was Sie sich für sich selber wünschen, was Ihr Gegenüber täte, befänden Sie sich in einer verzweifelten Lage. Dahinein, also in eine verzweifelte Lage, gerät man nicht erst in der Demenz, verzweifelte Lagen widerfahren jedem hin und wieder, sie gehören zum Mensch-sein und zur Entwicklung dazu.

4. Was Validation mit Fußball zu tun hat

Schauen Sie manchmal Fußball im Fernsehen? Ein Länderspiel der deutschen Nationalmannschaft zum Beispiel? Wenn ja, so fällt Ihnen sicherlich auf, dass, bevor es mit dem eigentlichen Spiel losgeht, die Gesichter vieler bekannter

Spieler, in einer geschickten Montage hintereinander ablaufend, in einem kleinen Film gezeigt werden. Alle Spieler sehen anders aus, ein jeder ganz besonders, und jeder hat eigene Merkmale. Manche ein schmales Gesicht, ein anderer ein breites, einer ein kräftiges Kinn, der nächste ein fliehendes, ein dritter trägt eine modische Kurzhaarfrisur, der folgende lange Locken, einer ist dunkelhäutig, der nächste blond, der wiederum nächste hat eine spitze Nase, der übernächste eine eher flache, kurz und gut: so unterschiedlich die einzelnen Spieler aussehen und präsentiert werden, so vereint sie doch eine Aussage: alle blicken mit offenem Gesicht in die Kamera und jeder sagt nur ein einziges Wort: »Respekt«.

Respekt

Respekt vor dem anderen. Respekt vor der Andersartigkeit des anderen. Ich spiele als Fußballer heute zwar gegen den anderen, aber ich respektiere ihn. Er wird für 90 Minuten mein Gegenspieler sein, dennoch respektiere ich ihn. Das tue ich, indem ich ihm, obwohl er mein Gegenspieler ist, auf Augenhöhe begegne. Dass ich ihn, der vielleicht aus einem anderen Land kommt oder ganz anders aussieht als ich selbst, so behandele, wie ich selber behandelt werden möchte, sprich, dass ich ihn ernst nehme, ihm kein Leid zufüge, ihm seine Würde lasse, ihn nicht beleidige, ihn nicht geringschätze, ihn achte. Ihn achte als Mensch. So, wie ich selber geachtet werden möchte. Und genau das ist Validation:

- ich respektiere mein Gegenüber, nehme ihn

ernst, füge ihm kein Leid zu, beleidige ihn nicht, geringschätze ihn nicht.
- Ich wertschätze ihn als Mensch, nehme ihn ernst und nehme ihn an, wie er ist.

Wer diese Regel als Haltung verinnerlicht, hat die Validation schon verstanden.

5. Die tägliche Begegnung mit Menschen mit Demenz

Vielleicht arbeiten Sie schon länger in der Tagesbetreuung einer stationären Einrichtung, vielleicht sind Sie auch als Pflegekraft ambulant unterwegs, dann kennen Sie »Ihre« Pflegekunden vermutlich recht gut. Dann haben sich im Laufe der Zeit bei der Pflege oder Begleitung Ihres Tagesgastes sicher gewisse Handlungsabläufe automatisiert, wie bei der Begrüßung, der Körperpflege oder der Essenanreichung, und sind zu Ritualen geworden.

Rituale

Rituale kennen wir zum Beispiel aus der Kirche, wo der Gottesdienst in einer festgelegten Reihenfolge abläuft. Auch zuhause haben sich Gewohnheiten etabliert, deren immense Bedeutung uns vielleicht erst bewusst wird, wenn vor allem kleinere Kinder auf die immer gleiche Wiederholung bestimmter Abläufe beharren: Immer muss die Morgenbegrüßung im gleichen Wortlaut erfolgen, immer muss danach der Teddy »geweckt« werden, immer muss auf dem Tisch der Lieblingsteller und die Lieblingstasse stehen. Das Einhalten dieser Rituale macht dem Kind nicht nur Freude, sie geben auch Sicherheit: alles ist wie immer, alles ist gut, denn das kenne ich und da weiß ich, alles ist so, wie es sein soll.

Auch uns tun Rituale gut. Solche, die sich aus Traditionen entwickelt haben (der Ablauf des Weihnachtsabends) ebenso wie die, die aus dem Alltag gewachsen sind. Rituale sind, siehe Kirche, »heilig« und vermitteln durch ihre ablaufgetreue Wiederholung eine Verlässlichkeit, auf die ich zählen kann im Leben.

Auf was aber kann der Mensch mit Demenz zählen in seinem jetzigen Leben wenn nicht auf Sie, seine Angehörige, Begleit- oder Pflegeperson. Unendlich viel Sicherheit geben Sie ihm mit den immer wiederkehrenden Ritualen, Verlässlichkeit durch das Bekannte, und am größten ist die Sicherheit, auch die Freude, wenn bereits zur Begrüßung Rituale ge- und benutzt werden. Auch immer wiederkehrende Redewendungen oder Sprichwörter (Morgenstund' hat Gold im Mund) können sich zu Ritualen entwickeln und kommen gut bei Demenzerkrankten an.

Besonders wohltuend für den Betroffenen ist es, wenn sich zwischen Ihnen und dem Pflegekunden ein sprachliches Ritual etabliert hat, welches etwas mit dem Leben des Betroffenen zu tun hat oder sogar das Lebensthema angesprochen wird: »Guten Morgen, Herr Meier, der Schützenkönig aus dem Taunus« oder: »Guten Morgen, Frau Müller, Sie gute Mutter von fünf Kindern«.

Wie anders beginnt man selbst den Tag, wenn man nicht

gleich mit: »Du liegst ja immer noch im Bett« oder: »Mein Gott, ist hier eine stickige Luft drin« begrüßt wird. Da ist gleich die Laune unten und derjenige, der diese unheilvollen Worte ausspricht, dazu. Man will das Bett gar nicht verlassen bei so einem misslichen Tagesbeginn. Und warum sollte ich jetzt zu dem Anderen höflich sein? Freundlich gar?

Genau so ergeht es Ihrem demenzkranken Pflegekunden. Höfliches Auftreten (nicht nur am Morgen) zeugt von Respekt. Eine freundliche Gesprächseinleitung zum Beispiel in Form eines verbalen Rituals zeigt, dass Sie sich ganz auf Ihr Gegenüber einstellen und jetzt, in diesem Moment, ganz für ihn da sind.

- Rituale schaffen Sicherheit.
- Rituale sind die Pforte zu den Gefühlen Demenzerkrankter.

Beispiele für eine ritualisierte Ansprache ergeben sich fast von selbst, wenn Sie als Begleit- oder Pflegeperson in der glücklichen Lage sind, immer dieselben Menschen betreuen zu dürfen. Dann kennen Sie vielleicht die Biografie Ihres Tagesgastes, wissen, was ihm wichtig war im Leben, was er beruflich getan, was er geliebt und wen er gekannt hat. Die Familie steht in der Regel an erster Stelle der wirklich wichtigen Lebensthemen, gefolgt vom Berufsleben, der eigenen Kindheit und der Heimat. Die ehemalige Freizeitgestaltung wie Gärtnern im eigenen Garten, Schützenverein oder Politik, das, was den Betroffenen zu gesunden Zeiten erfüllt hat, dies anzusprechen wird ihm ein gutes, ein warmes Gefühl vermitteln, das Gefühl, angenommen zu sein.

Verbale Rituale für Lebensthema »Familie«:

- »Guten Morgen, Frau Meier mit ihren schönen fünf Kindern«.
- »Muttertreu ist täglich neu«.
- »Heraus aus den Betten, heraus, heraus…«.
- »Immer in Sorge, immer in Freude«.
- »Die Familie ist der Mittelpunkt des Herzens«.
- »Das Schönste aber hier auf Erden, ist und bleibt geliebt zu werden«.
- »Wer nicht kommt zur rechten Zeit, der muss essen was übrig bleibt«.
- »Mütter haben für jede Wunde die richtige Salbe«.

Verbale Rituale für Lebensthema »Heimat« und »Zuhause«:

- »Zuhause ist es am Schönsten«.
- »Daheim ist daheim«.
- »Zuhause ist, wo meine Wiege stand«.
- »Guten Tag, Herr Müller aus der Eifel, wo Ihre Wiege stand«.
- »Jeder hat eine Heimat«.
- »Heimat ist nicht nur ein Wort«.
- »Vergesse nie die Heimat, wo deine Wiege stand«.
- »Ohne Heimat sein heißt Leiden«.

Verbale Rituale aus dem Berufsleben:

- »Bei Ihnen hat alles seine Ordnung«.
- »Ihnen macht keiner was vor«.
- »Ihnen kann man kein X für ein U verkaufen«.
- »Ordnung ist das halbe Leben«.
- »Wer rastet, der rostet«.
- »Arbeit macht das Leben süß«.

- »Erst die Arbeit, dann das Vergnügen«.
- »Neue Besen kehren gut«.

Liedzeilen und bekannte Sprichwörter eignen sich besonders gut zur Kontaktaufnahme und zur weiteren Vertiefung des Kontaktes.

Auch **Bewegungsabläufe** können ritualisiert werden und den Alltag des Pflegekunden sowie der Begleitperson gleichermaßen auflockern. Ein ritualisierter, besonderer Handschlag am Morgen, ein »Marsch« zum WC, ein »darf ich bitten« als Aufforderung, am Arm gemeinsam zum Tisch oder Zimmer bzw. Aufenthaltsraum zu gehen, schaffen Freude schon allein des Wiedererkennens und der Gemeinsamkeit wegen.

Der wesentliche Gewinn bei der Installierung von Ritualen, seien sie nun verbaler oder motorischer Art, besteht für den Demenzerkrankten und für Sie als Pflegeperson darin, dass Sie damit auch in fortgeschrittenem Stadium der Demenzerkrankung Ihrem Pflegekunden Sicherheit durch das Wiedererkennen bieten und ihn weiterhin erreichen können.

Blickkontakt

Den flapsigen Spruch: »Hau mich nicht von der Seite an« kennen Sie sicher, hatten ihn vielleicht selbst schon in Gebrauch. Er kommt nicht von ungefähr, denn dieses »Hau mich nicht….« entspricht genau dem Schlag, den man fühlt, wenn ein Anderer mich unvermittelt und möglicherweise auch recht heftig von irgendwoher anspricht.

- Direkter Blickkontakt und tatsächliche Augenhöhe festigen Vertrauen.

Niemand möchte gerne von der Seite angesprochen werden, jeder möchte sein Gegenüber von Angesicht zu Angesicht und in die Augen sehen können. Nur dann kann ich beurteilen, was der Andere wirklich von mir will. Wie er gestimmt ist, selbst, wie er in diesem »Augen«blick zu mir oder einer Sachlage steht, die zwar möglicherweise mit mir zu tun hat, über die ich vielleicht noch gar nichts weiß.

- Für Menschen mit Demenz ist es sehr wichtig, immer, wirklich immer von vorne, also von Angesicht zu Angesicht, angesprochen zu werden.

Zusammen mit dem Blickkontakt wissen sie dann, die Ansprache, der Kontakt gilt ihnen, das Gesprochene ist an sie gerichtet, sie stehen jetzt im Zentrum des Miteinanders. Ihr Tagesgast oder Pflegekunde benötigt also in dem Moment, in dem Sie mit ihm sprechen oder sich ihm widmen, Ihre absolut ungeteilte Zuwendung. Ein leichter Körperkontakt wie, von vorne kommend, die Hand auf den Unterarm des Betroffenen zu legen, kann die Kontaktaufnahme unterstützen.

Sprache

Ob Frauen wirklich vielerlei Dinge gleichzeitig erledigen können, darum streiten sich die Geister. Auch, ob Frauen mehr Dinge gleichzeitig tun können als Männer, ist wissenschaftlich nicht endgültig belegt. Dass aber Menschen mit Demenz ganz sicher nur ein einziges »Ding« zu einer Zeit bewältigen können, das festzustellen bedarf es lediglich der aufmerksamen Beobachtung:

Haare kämmen und sich dabei über das Wetter unterhalten geht nicht.

Einen kleinen, von Ihnen vorgetragenen Plan selbständig einhalten – erst helfe ich Ihnen beim Waschen, dann beim Anziehen und anschließend können Sie in die Küche gehen, wo Sie dann frühstücken – wird ohne zusätzliche Richtungsweisung nicht funktionieren. Wenn darüber hinaus Radio- oder Fernsehgeräusche den Raum überfluten oder ein Stimmengewirr von anderen Personen vorherrscht, versagt der »Multi-tasking«-Versuch ganz und gar.

Ihr Pflegekunde kann sich dann am besten auf Sie einlassen, wenn eine ruhige, entspannte Atmosphäre herrscht. Und wenn umgekehrt Sie sich ganz auf ihn einlassen, und sei es nur für diesen Moment.

- Sprechen Sie in kurzen, einfachen Sätzen und in normaler Sprache mit Ihrem demenzkranken Pflegekunden.

Das Ernstnehmen hatten wir schon thematisiert, Wertschätzung und Respekt ebenso. Anzunehmen, Menschen mit Demenz seien »automatisch« wieder zurück in ihrer Kindheit und sollten deswegen mit Vornamen, »du«, in Babysprache oder in der Befehlsform (= »Hose hochziehen!«, Haare kämmen!«, »Trinken, Katharina, Trin-ken!«) angesprochen werden, ist das genaue Gegenteil von Respekt.

Ein Mensch, der im Leben immer Herr Müller war und mit »Sie« angesprochen wurde, hat das Recht, auch als Mensch mit Demenz Herr Müller zu sein. Ein Mensch, der im Leben immer Frau Meier war und mit »Sie« angesprochen wurde, hat das Recht, auch als Mensch mit Demenz mit Frau Meier und »Sie« angesprochen zu werden. Beide haben das Recht und

- es gebieten Anstand und Respekt, auch Menschen mit Demenz in höflicher, wertschätzender und erwachsener Form anzusprechen.
- Kindersprache, Befehlsform, Auslachen, »du« oder »Opa« gehören nicht dazu, sie erniedrigen den Menschen mit Demenz.

Gleichzeitig erhöht sich derjenige, stellt sich über sein Gegenüber, der in dieser Art unangemessen und ohne Respekt mit Menschen mit Demenz kommuniziert. Auch Vorwürfe-machen, Maßregeln, Ausschimpfen, Blamieren sind Herrschaftsinstrumente, die bei der Begleitung Demenzerkrankter keinen Raum haben dürfen: immer macht dies den »Empfänger« klein, immer erhöht diese Maßnahme denjenigen, der sie einem anderen gegenüber anwendet. Er erhebt sich über den anderen.

Respektvolle Sprache kann auch in einfachen, kurzen Sätzen gestaltet werden. Einfache, kurze Sätze verstehen Demenzkranke lange Zeit und können entsprechend antworten: Ein bei der Körperpflege: »Ich helfe Ihnen mal kurz mit dem Unterhemd« oder: »Ziehen Sie jetzt bitte Ihre Jacke an«, in angemessenem Tonfall ausgesprochen, lässt dem Betroffenen Spielraum, zu reagieren und seine Würde zu behalten.

Auch mit Fragen beziehen Sie den Pflegekunden in das Gespräch ein und zeigen ihm, dass Sie ihn und seine Wünsche ernst nehmen.

- Dabei gilt es, immer nur eine einzige, sehr eindeutige Frage zu formulieren:

»Möchten Sie die rote Strickjacke anziehen?« und dabei die besagte Jacke vorzuzeigen. Das erleichtert die Entscheidung ungemein, denn ein: »Oder doch lieber das weiße Hemd?« überfordert die Fähigkeiten des Pflegekunden. Sich vorzustellen, er besitze auch eine graue Strickjacke oder er könne anstatt dessen den grünen Pullover anziehen, die Wahl gar selber zu treffen, ist ab einem bestimmten Stadium unmöglich geworden.

Ebenso entscheidend für ein stimmiges Miteinander ist, genau wie im sprichwörtlichen richtigen Leben, Ihre persönliche Grundhaltung. Ihre positive Stimmung.

- Eine gewisse Liebe zu Ihren demenzerkrankten Pflegekunden und Ihrer Arbeit teilt sich nicht nur Menschen mit Demenz mit, sondern wirkt sich auf die gesamte Atmosphäre entspannend aus.

Gute Laune wirkt ansteckend, ein freundliches Lächeln wird erwidert. Lachen Sie mit Ihren Tagesgästen, wenn Ihnen danach zumute ist. Haben Sie hingegen Sorgen, so sollten Sie nicht künstlich versuchen, Frohsinn zu verbreiten.

Auch Menschen mit Demenz haben ein Gespür für Echtheit und merken, wenn Ihr äußeres Auftreten nicht zu Ihrer inneren Stimmung passt. Eine kurze Erklärung, dass Sie heute traurig/ ärgerlich/ sorgenvoll/ kurz vor einer Grippe stehen, ist ehrlicher als jedes Vorspielen. Auch damit nehmen Sie Ihren Pflegekunden oder Tagesgast ernst.

6. Was wäre, wenn …

Erinnern Sie sich an den ersten Sturz mit dem neuen Fahrrad, als Sie ein Kind waren und so unglaublich stolz auf das heiß ersehnte Geschenk?

Das ist lange her, man war ein Kind und dennoch ist die Szene gegenwärtig. Und mehr noch als an den Schmerz – der ist in der Tat längst vergangen – erinnert man sich an die Reaktion der Erwachsenen. Da war über: »Hab ich dir's nicht vorher gesagt!«, »Warum passt du nicht auf?«, »Ist nicht so schlimm« oder: »Ein Indianer kennt keinen Schmerz« bis hin zu: »Heile, heile Gänschen, s'wird schon wieder gut« bzw.: »Wenn du groß bist, ist es vergessen« alles an »Trost« dabei.

Fühlten Sie sich getröstet? Fühlten Sie sich wahrgenommen in Ihrem Schmerz? Hat einer dieser oft verwendeten Plattitüden wirklich ihre Enttäuschung vermindert oder das Missgeschick beseitigt?

Schauen wir uns diese gut gemeinten Trostversuche einmal näher an: da ist zunächst das: »Hab ich dir's nicht vorher gesagt!«

Keineswegs eine Frage, sondern der Ausspruch desjenigen, der es besser weiß. Im Vorhinein schon besser gewusst hat. Weil er der Erwachsene mit der großen Erfahrung ist. Der das kleine, unerfahrene Kind warnt. Nur: das Kind schlägt die Warnung in den Wind, hört einfach nicht auf den guten Rat, will seine Erfahrungen selbst machen und ganz selbständig entscheiden, wie schnell es mit den neuen Fahrrädchen fährt. Und prompt passiert das Unglück: hingefallen! Da muss der Erwachsene doch schimpfen! Nur: hilft das dem Kind? Nein, es hilft ihm nicht, denn es weiß sehr gut, dass es, entgegen der Mahnung des Erwachsenen, eben doch zu mutig war und dabei doch nicht so gut aufgepasst hat. Und somit hatte der mächtige Erwachsene, der, der schon vorher mit seinen guten Ratschlägen meterhoch über dem Kind stand, doch wieder Recht. Der Ärger über das Missgeschick des Sturzes, darüber, dass das kleine bisschen Selbständigkeit einfach nicht gelingen will, und die Enttäuschung über das schon-wieder-Rechthaben des Erwachsenen wiegen genauso schwer wie der tatsächlich vorhandene Schmerz.

Was aber hilft dem schluchzenden Kind in dieser Situation? Was hätten Sie sich, wenn Sie sich zurückerinnern an ähnliche Vorfälle, von dem Erwachsenen, dem Vater oder der Mutter, gewünscht? Was hätte Ihnen gut getan? Was hätte Sie getröstet und Ihnen vielleicht Ihr gerade zerstörtes Selbstbewusstsein wiedergegeben?

- Hätte nicht ein einfühlendes Wort gut getan?
- Ein Mitleiden an dem Schmerz und der Situation? »Oh, du Armes, zeig mal dein Knie, das sieht wirklich böse aus.« Und: »Oje, das neue Fahrrad, wir schauen mal, ob etwas kaputt ist.«

- Hätten Sie sich dann nicht ernst genommen gefühlt? Weniger klein und weniger dumm?
- Hätten Sie dann noch ein schickes Pflaster bekommen und der Vater hätte zusammen mit Ihnen das Fahrrad gerichtet, wäre das nicht eine Lösung gewesen?
- Sie hätten nicht so allein mit Ihren Gefühlen dagestanden,
- sondern Sie hätten sich in Ihrem Schmerz, Ihrer Enttäuschung und in Ihrem Zorn angenommen gefühlt.
- Sie wären sich nicht so ganz klein und so vollkommen unfähig vorgekommen.

Das »Warum passt du nicht auf?« tendiert in die gleiche Richtung. Alle Erklärungsversuche des Kindes zeigen nur, wie klein und dumm es ist, wie unerfahren und vielleicht auch ungehorsam. Dass es auf dem holperigen Weg eben nicht aufgepasst hat, sondern nach hinten geguckt, wo gerade der Bagger ein Loch gräbt. Ja, warum hat es da wohl nicht aufgepasst? Oder versucht hat, den viel älteren Bruder mit dem viel größeren Fahrrad einzukriegen. Ja, warum hat es auch da nicht aufgepasst? Wo es doch unbedingt »aufpassen« sollte.

Bei der Floskel »Ist nicht so schlimm« merkt jeder, wie selbstherrlich diese Aussage ist. Woher weiß mein Gegenüber, wie schlimm etwas für mich ist? Was für ihn schlimm ist, muss für mich noch lange nicht sein. Und umgekehrt, was für mich einer Katastrophe nahekommt, lässt andere vielleicht völlig kalt. Abgefertigt komme ich mir vor, mein Kummer ist nebensächlich und »nicht so schlimm«. Nicht der Rede, des Einfühlens oder Mitfühlens wert, die Missachtung ist perfekt.

Auch das »Ein Indianer kennt keinen Schmerz« wird von Missachtung begleitet, denn allzu deutlich wird hier das Abwimmeln. Man will sich mit meinem Schmerz nicht beschäftigen und nicht belasten, deswegen schiebt man mir die Verantwortung für eine angemessene Umgehensweise gleich wieder zu: trage es wie ein Indianer, der hat niemals auch nur gezuckt! Also zucke auch du nicht und bleib allein mit deinem Schmerz, deinem Kummer.

- ➤ Doch gerade jetzt will ich kein tapferer Indianer sein, ich will mich angenommen fühlen als derjenige, der ich bin.
- ➤ Und gerade jetzt brauche ich Verständnis, brauche Zuspruch und eine mitfühlende Seele, die mich annimmt, mich ernst nimmt und bei der ich mich geborgen fühle.

Der Versuch, vom augenblicklichen Kummer abzulenken und auf etwas Zukünftiges zu verweisen, bilden das »Heile, heile Gänschen, s'wird schon wieder gut« bzw. »Wenn du groß bist, ist es vergessen«. Selbstverständlich, so wird es kommen: in einigen Jahren wird alles wieder gut sein. Aber hilft mir das jetzt? Genau jetzt, in diesem so verzweifelten Moment? Fühle ich mich nicht auch hier abgefertigt, nicht ernst genommen und schon gar nicht auf Augenhöhe mit dem »tröstenden« Gegenüber? Bewusst sprechen wir hier vom »Gegenüber«, denn übertragen in das Erwachsenenleben heißen diese beiden Allgemeinplätze ja nichts anderes als »Die Zeit heilt alle Wunden«. Ja, gut möglich, dass das so ist. Aber hilft mir das jetzt? Genau jetzt? Selten fühlt sich zum Beispiel ein um einen Verstorbenen Trauernder so unverstanden, so missachtet und so wenig angenommen, so wenig wertgeschätzt in seiner Trauer wie bei einer solchen Aussage.

Wenn also, wie Ihnen damals, als Sie Kind waren und Ihnen schmerzliche Dinge widerfahren sind, jemand Sie in Ihrem Kummer, in Ihrem Ärger oder überhaupt in Ihrem Gefühl ernst genommen hätte, sich in Ihren Gemütszustand eingefühlt hätte, Sie als denjenigen wahrgenommen hätte, der Sie in dem Moment waren, nämlich als einen äußerst unglücklichen Menschen, und er oder sie hätte Ihnen dann noch empathisch aus Ihrem augenblicklichen Zustand der Trostlosigkeit herausgeholfen, dann hätte dieser »Jemand«, ohne das Wort je gehört zu haben, Sie validiert.

Als Ergebnis hätten Sie nicht mehr weinen müssen, Sie hätten sich ganz schnell beruhigt und wären schon bald ganz und gar wieder mit sich und der Welt im Reinen gewesen.

Und wenn Ihnen heute, als Erwachsenem, Dinge widerfahren:

- Sie haben beim Rückwärtsfahren mit dem neuen Auto der Familie eine Riesenschramme verursacht,
- Sie haben sich aus Unachtsamkeit mit dem heißen Wasser verbrüht,
- Sie machen sich Sorgen um Ihren sechzehnjährigen Sohn, der zum ersten Mal alleine in die Ferien gefahren ist,

möchten Sie dann nicht auch lieber ernst genommen werden in Ihrem Ärger, Ihrem Schmerz und Ihrer Sorge? Anstatt Vorwürfe zu erfahren und mit billigem Trost und oberflächlichen Sprüchen abgespeist zu werden?

Und wenn Ihr Demenzpatient

- aus für Sie unersichtlichem Grund jammert, klagt und weint,
- aus einer für Sie kleinen Sache eine Riesenaufregung veranstaltet,
- immerzu davonlaufen will,-

wäre es dann nicht auch für ihn sehr viel angenehmer, er würde angenommen in seinem Gefühl, wertgeschätzt als Person und ernst genommen in seinem Anliegen?

Wenn das dann alles genau so passieren würde, dann wäre, ohne dass die Beteiligten je von der Methode gehört hätten, die Validation schon perfekt.

7. Was nicht hilft – niemandem

Übertragen wir nun vergleichbare Reaktionen auf ein Beispiel, welches Ihnen so oder ähnlich bei der Begleitung demenzerkrankter Pflegekunden täglich begegnet, so stellen wir schnell fest, dass in der Wirkung vorschneller Antworten keinerlei Unterschied besteht:

Unsere demenzerkrankte Pflegekundin Frau Klein läuft aufgeregt in den Räumen der Tagespflege umher und klagt alle paar Minuten: »*Wo ist denn nur meine Strickjacke? Und meine Handtasche ist auch weg. Überhaupt, immerzu verschwindet alles. Hier bestiehlt mich jemand!*«

Die erste Überlegung lautet: Kann das, worüber Frau Klein sich beklagt, der Realität entsprechen? Ist ihre Strickjacke tatsächlich verschwunden? Ihre Handtasche unauffindbar? Dann sind wir ihr natürlich bei der Wiederbeschaffung ihres Eigentums behilflich. Dass aber »immerzu« etwas verschwindet und sie bestohlen wird, dass auch heute wieder ihre Strickjacke und die Handtasche weg sind, kann so nicht mit der Realität übereinstimmen.

Wir erinnern uns: Das, was der demenzkranke Mensch sagt, tut oder sonst wie äußert, hat für ihn Gültigkeit. Auch wenn das Gesagte für uns wenig Sinn ergibt, für den Betroffenen ist es wahr und deswegen gültig.

weswegen sicher nicht hilft:

- *Frau Klein korrigieren*, d.h. deutlich »klarzustellen«, dass niemand hier stiehlt und sowohl Strickjacke als auch Handtasche von Frau Klein selber verkramt wurden.
- *Gereizt oder genervt abwinken*: Frau Klein fühlt, dass sie mir lästig ist, wird aber dennoch das Fragen nicht einstellen, weil für sie das Problem nicht gelöst ist.
- *Frau Klein blamieren*, indem ich ihr etwa die Strickjacke vor die Nase halte und frage, was das denn wohl sei? Mit Recht fühlt Frau Klein sich gedemütigt und vorgeführt.
- *Frau Klein ausschimpfen*, weil sie offenbar das Personal des Diebstahls verdächtigt. Ja, Frau Klein denkt natürlich, ihre Sachen sind gestohlen, wo sonst sollen sie sein? An bestimmte Personen denkt sie nicht und fühlt sich deswegen ungerecht behandelt.
- *Ein Vorwurf:* »Wieso passen Sie nie selbst auf Ihre Sachen auf?« Vorwürfe zielen genau auf das gegenteilige Gefühl von Verstanden-werden und provozieren Rechtfertigungen und Endlosdiskussionen.
- *Das Problem wegreden:* »Sie brauchen doch Ihre

Strickjacke gar nicht. Und in der Handtasche war sowieso nichts drin.« Hier wird Frau Klein und ihr Problem in keiner Weise ernst genommen, denn woher weiß ich, was Frau Klein wirklich braucht? Sie braucht ihre Strickjacke. Jetzt. Und die Handtasche ebenfalls. Jetzt!

- *Das Problem kleinreden:* »Wird schon mal ohne Handtasche gehen. Und die Strickjacke findet sich auch wieder.« Auch hier wird Frau Klein in ihrem Gefühl nicht wahrgenommen und in ihrem Problem nicht ernstgenommen.
- *Ein vorschneller Ratschlag:* »Ich besorge Ihnen eine andere Strickjacke.« Gut gemeint, Frau Klein aber ist auf das Verschwinden ihrer Sachen fixiert. Gleich wertigen Ersatz wird sie ablehnen und sich auch hier nicht ernst genommen fühlen.
- *Eine Antwort, die die Person und das Problem abwürgt:* »Ach, das hatten wir doch gestern erst.« Frau Klein fühlt sich nicht nur abgewürgt, sie ist es.
- *Eine Antwort, auf die es keine Antwort gibt (= Totschlagargument):* »Wenn Ihnen hier alles nicht passt, dann bleiben Sie bitte zuhause oder gehen Sie in eine andere Tagespflegeeinrichtung.«
- *Abfällige Bemerkungen:* »Ach, Sie schon wieder.« Oder: »Wie immer, Frau Klein sucht mal wieder was«, oder: »Typisch Frau Klein.« Abfällige Bemerkungen kanzeln Frau Klein ab, machen sie klein und werten sie ab. Frau Klein fühlt sich nicht wertgeschätzt und nicht angenommen.
- *Fragen stellen:* Fragen zu stellen, wenn wir sehen, unser Gegenüber ist verzweifelt, traurig, er sucht etwas oder benötigt eine Erklärung, ist das erste, was

uns automatisch einfällt. »Wie konnte das passieren? Wo hast du es hingelegt? Wann hast du dieses Ding zuletzt in der Hand gehabt? Wer war dabei?« Wüsste die Pflegekundin all das, was Sie von ihr erfragen möchten, so stellten sich ihr diese Probleme nicht. Denn

- das Beantworten von W-Fragen (wann, wo, woher, wie, wer) setzt geistige Fähigkeiten voraus, die dem Menschen mit Demenz mit Fortschreiten seiner Erkrankung immer mehr verlorengehen.
- Warum-Fragen zu beantworten wird völlig unmöglich,

denn das setzt zwei Fähigkeiten voraus: einen Zusammenhang zu erkennen und Schlüsse daraus zu ziehen = die wenn-dann-Situation: wenn ich auf meine Handtasche nicht aufpasse, dann wird sie morgen unauffindbar sein. Wenn ich bei kaltem Wetter meine Strickjacke nicht anziehe, dann werde ich frieren. Diese Zusammenhänge herzustellen ist Demenzerkrankten zunehmend aussichtslos und verwirren mehr, als sie helfen.

8. Ein Blick auf »Wahrheit«

Erweitern wir nun unsere Sichtweise auf ähnliche Situationen in der Lebenswelt von Menschen mit Demenz, so stellen wir fest, dass sich die Gefühlslage desjenigen, dem ein völlig neues und unvermutetes Missgeschick passiert, demjenigen genau gleicht, dem, ähnlich wie Frau Klein, jeden Tag dasselbe widerfährt. Frau Kleins Drama kennen Sie bereits, doch wie oft werden Sie mit völlig neuen Tragödien konfrontiert. Jede einzelne ist eine Katastrophe für denjenigen, der sie erlebt, jede einzelne eine Herausforderung für Sie als Pflege- oder Begleitperson.

Nehmen wir an, Ihr demenzkranker Angehöriger oder Pflegekunde beschwert sich auch heute wieder lautstark und heftig darüber, das Essen sei vergiftet. Ganz verzweifelt ist er schon, denn keiner glaubt ihm, dabei ist es doch klar und offensichtlich: sein Mittagessen ist vergiftet! Wer also tut so etwas und was soll er jetzt zu sich nehmen? Sein Hunger ist riesengroß und auf seinem Teller befindet sich nichts als Gift.

Das ist seine, des Demenzerkrankten Wahrheit.

Hilft es dem Betroffenen, wenn Sie ihm sagen: »Schauen Sie hier, alle essen das und allen schmeckt es sehr gut. Und alle vertragen das Essen, es ist wirklich sehr lecker.« Hilft es ihm, wenn Sie ihm Kartoffeln, Gemüse, Fleisch hintereinander einzeln vorzeigen oder sogar selber davon kosten? Hilft es ihm, wenn Sie ihm versichern, alles Essen sei ungiftig und das von gestern übrigens auch, das habe er, der Tagesgast, nämlich gegessen und lebe immer noch? Oder ihm raten, sich nicht so anzustellen? Oder sich empören ob dieses Verdachtes?

All das haben Sie oder Ihre Kollegen schon versucht und sind übereinstimmend zu der Erkenntnis gekommen: Nein, all das hilft nicht, denn seine Wahrheit ist nicht die wirkliche Realität. Und deswegen wird es auch in Zukunft nicht helfen, denn:

- Menschen mit Demenz können keine neue Informationen mehr aufnehmen (»das Essen ist frisch und einwandfrei«) und
- Menschen mit Demenz vergessen das gestern Gesagte bis zum nächsten Tag (»auch gestern war das Essen in Ordnung«).

Was für den Betroffenen so schwer wiegt in dieser Situation, ist, dass

- ➤ er sich als Person mit seinem Anliegen nicht respektiert fühlt,
- ➤ er sich vor dem jetzt haushoch über ihm stehenden Angehörigen oder Begleiter klein fühlen wird, unterlegen und gemaßregelt,
- ➤ sich nicht ernst genommen fühlt in seiner Verzweiflung,
- ➤ nicht angenommen in seiner Verwirrung,
- ➤ geringgeschätzt ob seines Ausgeschimpft-werdens
- ➤ und damit seiner Würde beraubt.

Grund genug, noch aufgeregter zu werden.

Was tun?

Was also können wir im Namen der Validation (und der Menschlichkeit) tun? Erste Voraussetzung für ein gelingendes Gespräch und eine Auflösung der kritischen Situation ist unsere wertschätzende Haltung, die beinhaltet:

- meinem Gegenüber respektvoll zu begegnen,

d.h., wir nehmen den aufgeregt vor seinem Mittagessen sitzenden Menschen als genau denjenigen an, der er ist: als einen Menschen, der verzweifelt, evtl. auch erbost ist wegen des Verdachts auf Gift im Essen, nicht mehr, aber keinesfalls weniger.

- Wir nehmen ihn ernst in seiner Wahrheit,
- wir nehmen ihn ernst in seiner Verzweiflung,
- wir lassen ihm seine Würde.

Zweite Voraussetzung ist unser Wissen über das Wesen der Demenz und über das, was die Demenzerkrankung mit den Betroffenen macht:

- Menschen mit Demenz leben ihre eigene Wirklichkeit. Diese Wirklichkeit ist für sie gültig. SIE IST GÜLTIG.

Also steht für ihn fest: das Essen ist vergiftet. Da bleibt Ihnen als Begleitperson nur noch zu sagen: »Na, so etwas!«

9. Wahrheit und Wirklichkeit

Wie oft haben Sie schon erlebt, dass man Ihnen nicht glaubt? Nicht, dass Sie direkt der Lüge bezichtigt würden, aber Ihre Interpretation von bestimmten Ereignissen wird angezweifelt: Sie haben den kleinen Hund, der Sie beim täglichen Besuch Ihres Pflegekunden regelmäßig anspringt, was Sie nicht mögen und weswegen Sie immer wieder bitten, das abzustellen, leicht mit dem Fuß zur Seite geschoben. Schnell wird daraus, Sie hätten ihn getreten. Da im Pflegedienst bekannt ist, dass Sie keine Hunde mögen, wird automatisch angenommen, Sie treten Hunde, bzw. Sie hätten *diesen* winzigen, völlig harmlosen kleinen Hund getreten. Dass dem nicht so ist und nie so war, wird Ihnen einfach nicht geglaubt. Ihre Haltung: »Ich will nicht, dass ein Hund mich anspringt« wird nicht als Ihre Haltung, Ihren Wert, Ihre Vorstellung, wie mit Ihnen umgegangen werden sollte, akzeptiert. Nicht nur nicht akzeptiert, diese Haltung wird als lächerlich und unwichtig gesehen. Sie werden in Ihrem Wunsch – ich möchte nicht von einem Hund angesprungen werden – nicht ernst genommen und als Person nicht geachtet.

Bei Demenzkranken ist es oft schwierig, Wahrheit und Wirklichkeit zu unterscheiden. In den allermeisten Fällen wird davon ausgegangen, dass das, was der Pflegekunde mir erzählt, »seiner« Wirklichkeit entspricht. Was bedeutet, ihm wird nicht geglaubt: »Da hat jemand in meinem Zimmer rumgekramt«, »Ich war doch schon gerade auf der Toilette«, »Ich habe keinen Hunger, keinen Durst, bin nicht müde …,« »Mein Sohn hat aber gesagt, dass er kommt.«

Dem Anderen, auch dem Demenzkranken, mit Respekt begegnen heißt auch, ihm einfach mal auch glauben. Warum sollte nicht stimmen, dass tatsächlich jemand in fremden Zimmern umhergeht und dort Dinge verrückt? Warum sollte nicht stimmen, dass der Sohn gesagt hat, dass er kommt (selbst wenn er auf Dienstreise in Amerika ist, er wird schon gesagt haben, Mutter, ich komme dann wieder.) Und wohlmöglich war die Person wirklich gerade auf der Toilette. Warum muss dennoch unbedingt ein Toilettengang gemacht, der Tagesgast zur Mittagsruhe gebracht werden?

- Einfach mal glauben. Annehmen und entsprechend handeln. Auch das ist *Praktische Validation*

10. Wo die Eskalationsfalle lauert

Wenn Sie im Betreuungsbereich oder in einer Tagespflegeeinrichtung für Menschen mit Demenz tätig sind, so haben Sie vermutlich schon erlebt, dass einer Ihrer Pflegekunden, aus welchem Grund auch immer, schon morgens völlig aufgebracht ist, wütend vielleicht, oder aber plötzlich ganz und gar verzweifelt oder auch tieftraurig. Und je mehr man als Begleitperson versucht, diesem unguten Gemütszustand entgegenzuwirken, den so sehr aufgeregten Menschen zu beruhigen, ihn von seiner gerade vorherrschenden Idee abzulenken, desto weiter steigert sich der Betroffene genau dort hinein. Die Situation läuft aus dem Ruder. Die Situation eskaliert.

Sie selber kennen das von sich vielleicht auch, dass Sie mit Ihren Gedanken, diese einmal ausgesprochen, bei Ihrer Freundin so gar nicht landen konnten? Ein einfaches: »Mir geht's heute irgendwie nicht gut« wird vorschnell mit einem: »Wird schon wieder« abgekanzelt, ein: »War das gestern bei dem Familientreffen wieder nervig!« mit einem: »Warum gehst du da auch hin?« abgewürgt und ein: »Ich muss nach der Arbeit noch einkaufen« mit dem guten Ratschlag versehen, zukünftig den Ehemann mit dieser Aufgabe zu betrauen.

Helfen Ihnen diese Entgegnungen weiter? Fühlen Sie sich von Herzen an- und ernst genommen?

Sie persönlich können über die fehlende Anteilnahme Ihrer Freundin in diesem Moment hinwegsehen oder sich innerlich ärgern. Können denken –oder auch sagen: »Lass mich in Ruhe mit deinen überflüssigen Kommentaren.«

Das aber kann ein Mensch mit Demenz nicht.

- Demenzerkrankten sind aufgrund ihrer nachlassenden geistigen Fähigkeiten alle Argumente ausgegangen, sie können nicht »vernünftig« reagieren.
- Weder können sie eine »passende« Antwort geben noch darüber nachdenken, warum etwas ist, wie es ist.

Und besonders nicht, warum sie fühlen, wie sie fühlen. Jetzt. In diesem Moment. Menschen mit Demenz leben ihr Gefühl, denn das ist alles, was ihnen geblieben ist.

Ihnen hätte vielleicht ein: »Ach, Mensch, du arme, und obwohl es dir nicht gutgeht, gehst du zur Arbeit«, weitergeholfen. Sie hätten darüber sprechen können, was Ihnen fehlt, auch darüber, dass man eben immer zur Arbeit muss, will man sie nicht verlieren. Ein Gespräch auf Augenhöhe hätte sich entwickeln können. Sie hätten sich verstanden gefühlt und ein warmes Gefühl Ihrer Freundin gegenüber gehabt. Sie wären ganz anders in den Arbeitstag gestartet.

Bei Menschen mit Demenz geht es nicht um Argumente, nicht um »wer hat recht?«, und auch nicht um ein »warum?«. Das können Sie sicher bestätigen, wenn Sie selber schon erlebt haben, was geschieht, wenn Sie oder eine Kollegin unbedachterweise die »falsche« Antwort auf die Aussage eines demenzerkrankten Tagespflegegastes geben. Wenn dieser sich zum Beispiel aufgeregt und lautstark darüber beklagt, seine Manteltaschen seien durchwühlt worden. Die Kollegin, sowieso schon entnervt, antwortet darauf:

- »Wer sollte denn an Ihren Manteltaschen Interesse haben?«
- »Hätten Sie mal nichts reingetan in Ihre Taschen.«
- »Ja, ja, wir waren das am Ende, eine von uns?«
- »Ach nein, bitte nicht, nicht heute schon wieder das mit den durchwühlten Manteltaschen.«
- »Das kann gar nicht sein, Ihr Mantel hängt im Schrank.«

Mit keiner dieser Antworten wird der Tagesgast zu beruhigen sein, im Gegenteil, die Verzweiflung des Betroffenen wird nur größer, da er merkt, er wird in seinem Anliegen nicht ernst genommen und findet keinerlei Verständnis. Er wird sich nun immer weiter aufregen, und je weniger er wahrgenommen wird in seiner Verzweiflung, je weniger auch in seiner Würde, desto mehr wird er sich hineinsteigern in die vermeintliche Unerhörtheit, die sich da jemand herausnimmt und seine Manteltaschen durchwühlt, in die Unverschämtheit, sich solche Antworten anhören zu müssen. Ende ist keins in Sicht. Das Vorzeigen des unversehrten Mantels als Lösungsmöglichkeit wird mehr Empörung als Beruhigung hervorrufen, sämtliche Versicherungen, niemand tue so etwas, ebenso. Die Situation ist komplett verfahren, sie eskaliert.

Schwierige Situationen bei der Begleitung Demenzerkrankter werden erst dadurch schwierig, dass man im falschen Moment das falsche Wort, den für den Betroffenen genau falschen Satz ausspricht.

11. Wege aus der Eskalationsfalle

Der einzige Weg, die Eskalation zu vermeiden, ist der alles entscheidende erste Satz.

Der alles entscheidende erste Satz ist der »richtige« erste Satz. In unserem Beispiel mit der durchwühlten Manteltasche ist »richtig« im Sinn der *Praktischen Validation*, wenn Sie sich gefühlsmäßig (Empörung, sich steigernde Aufregung) in Ihren Tagespflegegast hineinversetzen und seine Situation kurz und treffend (Taschen durchwühlt = Privatsphäre verletzt) ansprechen:

»Das ist ja allerhand!«

- Ihr Gegenüber fühlt sich verstanden und geht davon aus, dass Sie sein Problem verstehen. Er sieht gleichzeitig, dass Sie auf seiner Seite sind und er nicht allein in seinem Ärger ist. Danach kann das Gespräch in ruhigerer Atmosphäre fortgesetzt werden.

Der alles entscheidende richtige erste Satz tut auch im Privatleben gut. Wenn Sie beispielsweise enttäuscht und wütend nach Hause kommen und berichten müssen, Ihr heißgeliebtes altes blaues Fahrrad sei gestohlen, dann wollen Sie nicht hören, dass Ihr Mann sagt: »Ich wollte dir sowieso schon längst ein neues Fahrrad schenken.« Oder

Ihre pubertierende Tochter meint: »Gottseidank, die alte Möhre war ja schon peinlich.« Das wollen Sie ganz sicher nicht hören. Denn das alte, blaue Fahrrad ist nicht nur ein altes, blaues Fahrrad, sondern ein Konfirmationsgeschenk, so lange hatten Sie es schon, und außerdem eine Erinnerung an Ihren Großvater, der hatte es Ihnen damals geschenkt.

Bei einem ehrlichen: »Och, Mensch, so eine Hundsgemeinheit!« hingegen fühlen Sie sich sofort verstanden, denn genau das empfinden Sie auch. Ihr Mann und Ihre Tochter sind ganz nah bei Ihnen und Ihrem Kummer, nehmen Sie an und damit ernst und Sie stehen nicht alleine da. Bald schon ist ein weiterführendes Gespräch möglich, welches vielleicht zu dem verstorbenen Großvater führt, vielleicht auch zu gemeinsamen Fahrradtouren, die Sie damals mit ihm unternommen hatten, dann über Fahrraddiebstähle allgemein und zum Schluss zu der Frage, wann denn ein neues Rad gekauft werden soll.

- Der richtige erste Satz in einer von Gefühlen begleiteten Situation bewirkt, dass sich der Betroffene von Anfang an angenommen und in seinem Gefühl wahrgenommen fühlt.

Der »richtige« erste Satz wirkt nach: Sie haben ein wichtiges Fortbildungsseminar gebucht, welches ein Mal wöchentlich abends stattfindet. Das passt Ihnen ausgezeichnet, denn am Abend ist Ihr Mann zuhause und kann sich um die Kinder kümmern. Doch gerade am Tag des Seminars hat die Älteste Fieber, die Jüngere ist gestürzt und muss am Kopf genäht werden und Ihr Mann verspätet sich. Ihnen ist die Fortbildung aber sehr wichtig, deshalb hetzen Sie sich ab, versorgen notdürftig und mit schlechtem Gewissen die Kinder, rasen mit dem Fahrrad los und kommen dennoch zu spät. Das Seminar hat bereits begonnen. Sie schleichen sich leise in den Raum und versuchen, möglichst gar nicht aufzufallen und nicht zu stören. Der Seminarleiter sagt: »Schade, dass Sie jetzt erst kommen, das Wichtigste haben Sie soeben verpasst.« Denken Sie dann nicht ein ganz böses Wort und möchten gleich wieder umkehren? Tun es vielleicht sogar und schmeißen alles hin?

Sagt der Seminarleiter hingegen: »Ach, wie schön, dass Sie doch noch kommen konnten, wir haben Sie schon vermisst. Ich fasse mal kurz zusammen, was schon besprochen wurde«, dann werden Sie erst einmal tief und erleichtert aufatmen. Sie fühlen sich »erwartet« = angenommen und sind den anderen und dem Seminarleiter so viel wert, dass er nur für Sie das Verpasste noch einmal wiederholt. Haben Sie dann nicht ein ganz anderes Gefühl zu sich selbst, Ihren Mitmenschen und der Welt?

- Der entscheidende erste Satz kann also auch der einzige sein, der, ist es der richtige Satz, über Gelingen oder Scheitern eines Gesprächs oder einer Situation entscheidet. Gelingt dieser, entstehen schlechte Gefühle erst gar nicht und lange Erklärungen oder schwierige Nachfolgegespräche erübrigen sich.

DRITTER TEIL

Praktische Validation – kleines Regelwerk

1. Das rechte Wort zur rechten Zeit

Im Verlauf dieses Buches haben wir gesehen, dass Validationsarbeit im Grunde gar keine »Arbeit« ist. Das gerne im Stress des Wohnbereichsalltags genutzte Argument, für »so etwas« habe man keine Zeit, ist also hinfällig. Auch das häufig von Pflegepersonen behauptete »Validation ist nicht mein Ding« kann sofort entkräftet werden, wenn den Kollegen klar wird, dass Validations»arbeit« nichts anderes als Gefühls»arbeit« ist. Die gar keine Zeit verbraucht und nur wenig Mühe kostet. Die einzige Mühe ist die, einmal bei Gefühlen nachzuschauen. Und Gefühle hat jeder. Auch der tüchtige Kollege.

Wie viele Gefühle aber gibt es? Spontan fallen uns Liebe und Hass ein, Freude und Angst. Sozialwissenschaftler haben noch Glück, Trauer, Wut, Ekel und Überraschung hinzugefügt und sind der Meinung, damit sei die menschliche Gefühlspalette recht gut abgedeckt. Beobachten wir uns selbst und stellen uns bestimmten Situationen, so kommen zu den häufig genannten großen Gefühlen auch diffuse Stimmungen hinzu, die wir mit »ich fühle mich z.B. unsicher, belustigt, gelangweilt, überrascht, erleichtert usw.« treffend benennen können.

Menschen mit Demenz können das nicht. Zwar sind sie absolut in der Lage festzustellen, dass es ihnen gerade gutgeht oder eben nicht gut, was aber zu dem Nicht-Gutgehen führte, worin dieses Gefühl genau besteht und was dieses Gefühl im Einzelnen ausmacht, das können sie nicht artikulieren. Ihr Behagen oder Unbehagen ist nicht benennbar, doch es ist vorhanden.

Sie als Begleitperson sind vielleicht verunsichert, wissen nicht, wie Sie sich Ihrem Tagesgast gegenüber verhalten sollen, wenn Sie beobachtet haben, dass er in bestimmten Gefühlen steckt.

- Scheuen Sie sich nicht, diese einfach anzusprechen. Haben Sie keine Angst, ein bestehendes Gefühl damit noch zu verstärken oder etwas loszutreten. Versuchen Sie es mit einem Ehrlichen:
  – »Sie sind ja schlechter Laune heute!« oder einem von Herzen kommenden:
  – »Oje, Sie Ärmste, so traurig heute«.

Möglich, dass die Laune noch schlechter wird, die Traurigkeit noch größer. Sicher aber ist, dass Sie Ihr Gegenüber genau an und in seinem Gefühl ansprechen. Menschen mit Demenz können sich nicht verstellen: Sehen Sie Ihren Tagesgast schlechter Laune, dann *hat* er schlechte Laune, sehen Sie ihn tieftraurig, dann *ist* er tieftraurig. Wenn Sie ihn nun genau auf sein Gefühl hin ansprechen, dann haben Sie bereits mit dieser Ihrer ehrlichen Reaktion ganz nebenbei den ersten Schritt der *Praktischen Validation* durchgeführt und das Ziel dieses Schrittes erreicht:

- Der Betroffene fühlt sich verstanden und akzeptiert.

Es lohnt sich, diese neue Form der Ansprache auszuprobieren, was besonders auch im Alltag und in der Familie möglich ist. Ein ehrliches: »Du bist ganz schön ärgerlich jetzt« nutzt mehr als ein: »Nun reiß dich mal zusammen«.

Ein: »Oje, diese blöden Haare« bringt Sie näher zu Ihrer pubertierenden Tochter, die jeden Tag verzweifelt darüber ist, dass die Haare nicht sitzen, als ein: »Die Haare sehen super aus«.

Ein: »Nun reg dich bloß nicht auf!« wird Ihren Partner noch mehr aufregen, ein: »Da kann man sich aber auch aufregen« hingegen wird ihm zeigen, dass Sie ihn verstehen.

In der Begleitung von Menschen mit Demenz haben Sie ebenfalls täglich Gelegenheit, das »rechte Wort zur rechten Zeit« zu finden, und zwar immer dann, wenn Sie das Gefühl Ihres Pflegekunden erspürt haben und ihn daraufhin ansprechen. Wenn Frau Meier wieder ganz verzweifelt ihre Brille sucht: »Sie sind ja ganz verzweifelt«.

Wenn Frau Groß still lächelnd am Fenster sitzt und hin ausschaut: »Wie gut Sie aussehen, ganz zufrieden.«

Wenn hingegen Herr Müller aufgebracht meint: »Sie könnten sich mal was Ordentliches anziehen, Sie sehen ja aus wie eine Schlampe!« dann meint er (vermutlich) nicht wirklich Sie.

- Ihre Validationskunst besteht jetzt darin, diesen Vorwurf nicht auf sich persönlich zu beziehen, nicht beleidigt zu sein und ihn nicht mit einem »Na, hören Sie mal« zurechtzuweisen.
- Sprechen Sie Herrn Müller auf sein Gefühl an – er ist sehr aufgebracht-, welches er nicht anders äußern kann, als es auf »Schlampen« und damit auch auf Sie zu projizieren. Es wird nichts Schlimmeres geschehen, als dass Herr Müller genau das bestätigt, was Sie ihm sagen: »Schlampen bringen Sie ganz schön in Rage«.

Damit haben Sie das Gefühl (Wut) Ihres Tagesgastes erspürt und aufgenommen und durch das Ansprechen dieses Gefühls gezeigt, dass Sie sehr nah bei ihm sind. Herr Müller fühlt sich auch hier in seinem Gefühl angenommen und verstanden.

Jeder möchte sich verstanden fühlen. Niemals ist die Einsamkeit größer, als in Augenblicken starker Gefühle völlig allein dazustehen. Niemals sitzt die Enttäuschung tiefer, als in Momenten starker Gefühle abgewürgt, missachtet oder falsch interpretiert zu werden. Niemals ist die Hoffnungslosigkeit vernichtender, als in Zeiten tiefer Gefühle nicht wahrgenommen zu werden.

- Das rechte Wort zur rechten Zeit zu finden und dieses ehrlichen Herzens an meinen Mitmenschen zu richten, ist nicht nur die Voraussetzung zum Gelingen der *Praktischen Validation*, sondern auch ein Akt der Mitmenschlichkeit.

2. Das kleine Wörtchen »wir«

Das joviale: »Na, wie geht's uns denn heute?« und das Vertrautheit vortäuschende: »Haben wir denn unsere Medikamente schon genommen?« kennt man noch heute, vorzugsweise aus Vor- und Nachkriegskrankenhausfilmen, alten Ärztegeschichten oder -witzen. Das dort genutzte »wir« bzw. »uns« spiegelt exakt die chauvinistische Haltung wider, die es ausdrücken sollte: der Arzt ist der »Halbgott in Weiß«, der haushoch über dem im Bett liegenden Patienten steht. Er schaut wohlwollend auf seinen Patienten herab und distanziert sich durch dieses falsche »wir« mehr von seinem Schutzbefohlenen, als dass er echte Gemeinsamkeit zu erkennen gäbe. Die später aufgekommene Antwort: »Mir geht es gut, auch meine Medikamente habe ich genommen. Ob es Ihnen, Herr Doktor, gutgeht und Sie Ihre Medizin bereits geschluckt haben, das weiß ich natürlich nicht«, wurde lediglich im Geiste formuliert, als man erkannte, wie gewohnheitsmäßig und voll falscher Teilnahme dieses professionelle »wir« be- und genutzt wurde.

Auch die Krankenschwester des »alten Schlages« verkörperte die Obrigkeit. Ihre Autorität, hergestellt durch weiße Kleidung, Häubchen und das Fachwissen, war unumstritten. Sie hatte das Sagen über Wohl und Wehe des Patienten, und was sie sagte, hatte zu geschehen. Die als »handfest« verschriene damalige Krankenschwester nutzte das professionelle »wir« besonders resolut, gedankenlos und von oben herab, wenn sie mit ihren Patienten sprach: »Haben wir heute wieder keinen Appetit?«

Heutzutage ist das Bild des entmündigten Patienten dem des aufgeklärten Patienten als gleichberechtigtem Partner gewichen. Gleichberechtigung heißt, jeder Einzelne hat das gleiche Recht wie der Andere. In der Gleichberechtigung kann und darf es kein von-oben-Herab geben. Auch und besonders nicht dem hilfesuchenden, geschwächten Menschen gegenüber. Ihm gebührt ebenso viel Respekt und Wertschätzung wie demjenigen, der das Wissen und die Fähigkeiten hat, dem Schwachen zu helfen. Dem Anderen gegenüber Respekt und Wertschätzung entgegenzubringen beinhaltet auch, ihn als Person wahrzunehmen und ihn als solche mit seinem Namen anzusprechen: das professionelle »wir« ist einer direkten Ansprache gewichen: »Wie geht es Ihnen heute, Frau Müller?« anstatt: » Na, wie geht's uns denn?«

In der Altenpflege ist ein »wir« inzwischen geradezu verpönt. So verpönt, dass Pflegekräfte peinlichst genau darauf achten, im Gespräch mit alten Menschen das kleine Wort »wir« unter allen Umständen zu vermeiden. Selbst wenn ein »wir« passt – »gehen wir mal in den Garten?« – wird von Pflegekräften genau dieses »wir« tunlichst vermieden. Da wird lieber von: »Ich begleite Sie jetzt in den Garten« gesprochen als auf das veraltete »wir« zurückzugreifen.

Die absolute Vermeidung des »wir« in der Pflege hat seine Begründung (s.o.) in der Geschichte der Pflege, in der ein klares Rollenbild vorherrschte. In der Ausbildung zur Altenpflege wird die Vermeidung des »wir« thematisiert.

Nicht nur Ihnen ist als Begleitperson ein »wir« bestimmt schon einmal herausgerutscht. Wahrscheinlich da, wo es gerade genau hinpasste. Vermutlich dann, wenn es um

eine Gemeinsamkeit ging. Um etwas, was Sie und Ihr Tagesgast tatsächlich gemeinsam zu tun beabsichtigten:
»*Wollen wir ein bisschen spaziergehen?*«

- »Wir«. Weil Ihr Tagesgast nicht alleine ist.
- »Wir«. Weil Sie und der Tagesgast jetzt und in der nächsten halben Stunde zusammengehören.
- »Wir«. Weil Sie Ihrem Tagesgast damit signalisieren, dass Sie ihn begleiten wollen.
- »Wir«. Damit er sieht und hört, Sie und er, Sie beiden zusammen, sie machen das jetzt.
- »Wir«. Weil der Tagesgast das alleine nicht kann.
- »Wir«. Weil der Tagesgast sich vielleicht darüber freut, dass es jemanden gibt, der mit ihm gemeinsam einen Spaziergang macht.

  - »Wir«. Wir gemeinsam!

»Wollen wir jetzt mal in Ihr Zimmer gehen?« kann für einen Menschen mit Demenz genau die rettende anteilnehmende Gemeinsamkeit beinhalten, nach der er sich sehnt, wenn er zur Ruhe kommen will und nicht recht weiß, wo er diese finden kann. »Ich bringe Sie jetzt in Ihr Zimmer« sagt im Sinngehalt dasselbe aus, hebt aber eine Distanz hervor, die die handelnden Personen deutlich trennt und den Betroffenen von Anteilnahme und Gemeinsamkeit ausschließt.

Ein behutsam angewendetes ehrliches »wir« bedeutet für denjenigen, der es ausspricht, dass er anteilnehmende Gemeinsamkeit meint. Für den, der dieses »wir« empfängt, dass er dieses »wir« *empfindet.*

- Ein sorgsam verwendetes »wir« in der Pflege bedeutet ein ehrliches Miteinander. Der Demenzerkrankte fühlt sich angenommen und ist nicht allein.

3. Auf zu alten Ufern: Sprichwörter und Allgemeinplätze

Wer von den Älteren kennt nicht die damals gar nicht so gern gehörte Ermahnung: »Was Hänschen nicht lernt, lernt Hans nimmermehr?« Elegant verpackt als Volksweisheit sollte dieses Sprichwort das Kind dazu anregen, die Chance auf das angeblich viel leichtere Lernen in der Jugend ohne Murren zu ergreifen. Denn sei man erst alt, dann lerne sich nichts mehr so schnell und einfach wie eben gerade jetzt. Wie das Sprichwort schon sagt.

»Langes Fädchen, faules Mädchen«, »Erst die Arbeit, dann das Vergnügen«, »Früher Vogel fängt den Wurm«, das und Hunderte andere mehr sind Sprichwörter, die in der Kindheit »gang und gäbe« waren. Sie sollten bestimmte Erziehungsabsichten unterstützen, auf Sitten und Moral hinweisen oder beinhalteten klassische Lebensweisheiten wie »Am Abend wird der Faule fleißig«, »Alte Liebe rostet nicht«, und »Wie man in den Wald ruft, so schallt es hinaus«.

Heute ist der Gebrauch von Sprichwörtern fast aus der Mode gekommen. Alte Menschen hingegen sind, genau wie ihre eigenen Eltern, mit Sprichwörtern groß geworden und hatten diese täglich in Gebrauch. Ihre Inhalte hatten, trotz aller Geschichtsbewegtheit, bleibende Gültigkeit und waren Lebenshilfe und Ratgeber in einem: »Übung macht den Meister«, mehr brauchte nicht gesagt zu werden, wenn dem kleinen Mädchen der Strickstrumpf einfach nicht gelingen wollte.

Sprichwörter als Trost: »Aller Anfang ist schwer«, wenn eine Aufgabe »wie ein Berg« vor einem stand, als Halt: »Trautes Heim, Glück allein« oder als Orientierung bzw. Lebenshilfe: »Was du heute kannst besorgen, das verschiebe nicht auf morgen«.

- Sprichwörter werden, ebenso wie Lieder, lange im Gedächtnis gespeichert.

Schon deswegen sind Sprichwörter in der Kommunikation mit Menschen mit Demenz ein wertvoller Schatz: vielleicht haben Sie selbst schon beobachtet, dass Ihr Pflegekunde oder Tagesgast sich an vieles nicht erinnert, kaum ein kurzes, sinngefälliges Gespräch möglich ist. Bei Sprichwörtern aber fühlt er sich gleich »zuhause«. Wie angenehm mag es für ihn sein, dass er in dieser oder jener Situation nicht zusätzlich gefordert ist: das passende Sprichwort »spricht« für sich und die derzeitige Situation.

Das passende Sprichwort zur passenden Situation bietet dem Betroffenen warme Vertrautheit statt schwierigen Dialogs. Es befreit ihn vor einer Antwort, die er nicht geben kann, erspart ihm eine Erklärung, zu der er nicht in der Lage ist. Sprichwörter wecken Erinnerungen. Sprichwörter können als Gedächtnisübung und in der Biografiearbeit gezielt eingesetzt werden.

- Das individuell passende Sprichwort zur passenden Situation kann dem demenzerkrankten alten Menschen in einer ihn verwirrenden Welt, die er zunehmend weniger versteht, ein Anker zu sich selber sein.

Allgemeinplätze

Sprichwörter gelten als Lehrsätze, Allgemeinplätze als leere Sätze.

Hohle Phrasen oder Floskeln, wie nichtssagende Aussagen auch genannt werden, sind von oberflächlichem Inhalt, der auf alles und jedes passt: »Wie's kommt, so kommt's« ist ein Beispiel. Dem kann man nur ein »wie wahr« hinzufügen, denn mehr gibt es nicht dazu zu sagen. »Früher war alles anders«, »Jünger werden wir nicht mehr«, »Mal so, mal so«, »Kommt Zeit, kommt Rat«.

Über Allgemeinplätze, die man im Laufe eines Gespräches hört, muss man nicht nachdenken, sie sind völlig unanstrengend. Sie sagen kaum etwas aus und gelten für jeden gleichermaßen. Sie erfordern kein tieferes Verständnis, kein Wissen, kein Nachdenken, noch nicht einmal eine Antwort. In der Regel kann man eine Floskel problemlos bestätigen und liegt damit immer richtig.

Menschen mit Demenz, die einen großen Teil ihres Wissens eingebüßt haben, können nicht mehr zielgerichtet nachdenken. Schwierige Themen oder umfangreiche Sachfragen zu verstehen überfordert sie ebenso, wie die adäquate Antwort darauf zu finden. Selbst bei einfachen Alltagsgeschehnissen geraten Demenzkranke oft in Verstehensnot. Dann eine Antwort als Reaktion zu finden, die

»passt«, wird für sie zunehmend schwieriger bis ganz unmöglich.

Mit einem zur Situation bzw. zum Thema passenden Allgemeinplatz, den die Pflegeperson an den Erkrankten jetzt richtet, befreit sie den Betroffenen von der mit Scham verbundenen Peinlichkeit, selber keine angemessene Antwort zu finden. Gleichzeitig erlöst sie ihn von der höflichen Pflicht, »passende« Konversation zu betreiben.

4. Schlüsselwörter als Türöffner zur Biografie

Wie gut kennen Sie Ihren Pflegekunden? Wie nah sind Sie der Person, die Sie, ob hin und wieder oder täglich, durch die Demenzerkrankung hindurch begleiten? Was wissen Sie über das Leben Ihres an Demenz erkrankten Tagesgastes?

Die Validation Naomi Feils wie auch die Integrative Validation Nicole Richards gründet in ihrem Gelingen sehr wesentlich auf die Kenntnis der Biografie ihrer Empfänger: Je mehr Sie als Begleitperson über das Leben des Betroffenen wissen, desto eher erreichen Sie ihn. Denn wenn Sie mit ihm, soweit es möglich ist, über sein vergangenes Leben sprechen bzw. sein vergangenes Leben ansprechen, so zeigen Sie Interesse an ihm und dem, was sein Leben ausmachte. Sie kennen vielleicht die Namen einzelner Familienmitglieder, wissen, wer besonders beliebt ist und wer nicht, sind möglicherweise in seine Interessen eingeweiht, haben teil an seinen Vorlieben und Abneigungen, kennen seine Hobbies und sprechen mit ihm über seine

Lebensthemen. Im Idealfall also können Sie Stimmungen, Gefühle und Verhalten Ihres Tagesgastes aus seiner Biografie ableiten und entsprechend reagieren.

Wer erinnert sich nicht gerne an die sprichwörtlichen alten Zeiten, wer denkt nicht gerne an Glanzlichter und Höhepunkte des eigenen Lebens zurück? Kindheit und Jugend, obwohl diese nicht für jeden jetzt alten Menschen aufgrund der Kriegsfolgen angenehm waren, werden besonders gerne und lange erinnert. Fotoalben zeugen von besseren Zeiten, von einer größer werdenden Familie und zeigen den Betroffenen mittendrin im Kreis seiner Lieben.

Wohl also dem, der Erinnerungen hat, wohl dem, wer auch in der (beginnenden) Demenz weiß, wer er ist und wer er war im früheren Leben. Wohl auch der Begleitperson, denn die Biografie Ihres Pflegekunden bietet eine unerschöpfliche Quelle freundlicher Gesprächsthemen. Da reicht ein altes Foto aus, um die Erinnerung zu wecken, ein Stichwort, die Erzähllust anzuregen und eine kleine Gedächtnishilfe, um den Betroffenen bei seinen Gefühlen abzuholen und ihn dort zu begleiten.

Leider aber zeigt die Realität, dass Menschen mit Demenz erst sehr spät Hilfe von außen erfahren bzw. dann einer stationären Einrichtung überantwortet werden, wenn es zuhause gar nicht mehr geht. So spät also, dass es dem Erkrankten kaum noch möglich ist, selber Auskunft über sein Leben zu geben. Sie als Begleit- oder Pflegeperson bekommen, wenn überhaupt, biografische Informationen von den Angehörigen, die zu vorgefertigten Fragebögen Auskunft geben.

Diese Informationen, und wenn sie noch so dürftig sind, gilt es zu nutzen. Selbst minimale Kenntnisse aus seinem Leben helfen, den Betroffenen seiner eigenen Biografie zu vergewissern. Kleine, auf den ersten Blick vielleicht unbedeutend wirkende Informationen finden Sie unter Umständen auch selber heraus, beim Betrachten von Fotos (»das ist Otto«) oder beim Summen eines Liedes. Eine ehemalige Französischlehrerin wird hocherfreut sein, wenn Sie »Frère Jacques« summen. Dieses Lied kann der Schlüssel zum Zugang zu Ihrer Pflegekundin sein. Ebenso wie die Erwähnung »Otto«. Mit »Otto« als Schlüssel schließen Sie die Tür zum Lieblingsbruder und damit zu einem Teil des vergangenen Lebens Ihres Tagesgastes auf.

- Mit Schlüsselwörtern geben Sie zu erkennen, dass Sie sich für Ihren Tagesgast oder Pflegekunden interessieren. Der Betroffene fühlt sich angenommen und akzeptiert. Auch das ist *Praktische Validation.*

5. Aller Anfang ist Hinhören

Ob ein Gespräch mit einem demenzerkrankten Bewohner, Tagesgast oder Pflegekunden »gelingt«, hängt immer auch von dem Ziel ab, welches ich erreichen will. Das Ziel der *Praktischen Validation* ist, dem Anderen Respekt zu zollen und ihn ernst zu nehmen. Ein Ernstnehmen schließt oberflächliche Beruhigung oder Ablenkungsmanöver aus. Ein Ernstnehmen von Anbeginn an beinhaltet, mich ganz auf den Anderen, sein Gefühl und sein Anliegen einzulassen.

Und dies bereits beim ersten Kontakt mit dem Pflegekunden am frühen Morgen.

Als langjährige Pflegekraft kennen Sie Ihre Pflegekunden oder Bewohner recht gut und können abschätzen, welcher Stimmung Ihr Patient heute ist.

Begrüßt er Sie am frühen Morgen mit einem »*Sie kommen auch jeden Tag später, Sie könnten endlich mal wieder pünktlich sein!*«, dann gilt auch hier (vgl. S. 72-74: Ein Blick auf »Wahrheit«):

Kurz innehalten, den Pflegekunden beobachten und kurz nachdenken:

- 1. Stimmt es? Bin ich wirklich viel später als vereinbart?
  Oder:
- 2. Liebt der Pflegekunde »Späße« dieser Art?
  Oder:
- 3. Hat er immerzu etwas zu kritisieren?
  Oder:
- 4. Ist ein Vorwurf seine Möglichkeit, Kontakt aufzunehmen?
  Oder:
- 5. Hat er diese »Klage« als Ritual installiert und beschwert sich täglich, gleichgültig, wann ich da bin?
  Oder:
- 6. Hat er vielleicht Angst, ich könnte ihn vergessen?

Welche dieser Möglichkeiten zutrifft, erkennen Sie am Gesichtsausdruck Ihres Pflegekunden, an der Stimmung, die ihm im Moment innewohnt und die er ausstrahlt, an den Augen, der Stimme und der Tonlage sowie an seiner

Körperhaltung. Und je nachdem, was die Ursache für die Aussage des Betroffenen ist, wird auch Ihr Gespräch ganz individuell beginnen.

Herr Berger: *»Sie kommen jeden Tag später, Sie könnten endlich mal wieder pünktlich sein!«*

Möglichkeit 1: »Oje, Herr Berger, tut mir leid, ich habe schon wieder im Stau festgesteckt«.

Möglichkeit 2: »Sie wissen doch, zu Ihnen komme ich so schnell ich kann«.

Möglichkeit 3: »Entschuldigung, Herr Berger, es ging wirklich nicht schneller«.

Möglichkeit 4: »Ich habe die ganze Zeit im Stau schon an Sie gedacht und daran, dass Sie schon wieder auf mich warten müssen.«

Möglichkeit 5: »Spät komme ich, aber hier bin ich, und jetzt auch ganz für Sie da«.

Möglichkeit 6: »Achje, Herr Berger, auch wenn ich ein bisschen später komme, so vergesse ich Sie doch nicht. Noch nie habe ich Sie vergessen und das wird auch niemals vorkommen.«

Haben Sie Herrn Berger richtig eingeschätzt und so reagiert, wie es zu seinem augenblicklichen Gemütszustand und seiner Aussage passt, d.h., Sie haben ihn in seinem Anliegen ernst genommen, sind ihm mit Respekt und der »richtigen« Antwort begegnet, so sind für heute die Voraussetzungen für einen zufriedenstellenden und freundlichen Tagesbeginn geschaffen. Und dies nicht nur für Ihren Patienten, sondern auch für Sie als Pflegeperson.

6. »Schwierige Situationen« verstehen

Nicht immer verläuft ein Tag im Betreuungsbereich oder im häuslichen Pflegeumfeld so, wie man sich das wegen des friedlichen Miteinanders wünscht. Nicht immer gelingt es Ihnen als Pflegeperson, sich hundertprozentig auf Ihren demenzerkrankten Patienten einzustellen und ihn optimal zu begleiten. Besonders sind es so genannte schwierige Situationen, die auch geübte Pflegekräfte an den Rand ihrer eigenen Belastbarkeit bringen.

»Schwierige Situationen« sind deswegen schwierig, weil sie plötzlich auftreten, im Inhalt ungewöhnlich sind und ein schnelles Reagieren nötig machen. Schwierig sind auch die Verhaltensweisen von Menschen mit Demenz, die zu »abweichendem Verhalten« gerechnet werden und denen wir als Pflegeperson spontan und möglichst »richtig« begegnen sollten. »Schwierige Situationen« erfordern besonderes Geschick, Geduld und Empathie der Pflegekraft im Umgang mit Demenzerkrankten. *Praktische Validation* kann der Betreuungsperson helfen, auch schwierige Situationen zu bewältigen. Dann geht es in der *Praktischen Validation* darum, auf schwierige Situationen, in die mein Gegenüber sich selbst gebracht hat, so zu reagieren, dass der andere sich nicht noch schlechter fühlt, sondern angenommen und in seinem Gefühl verstanden.

Das ganze Geheimnis dabei liegt in dem kleinen Wort »verstanden«.

Vielleicht verstehen Sie nicht wirklich, dass Ihr Pflegekunde oder Tagespflegegast ausgerechnet heute, aus heiterem Himmel heraus, seinen Reisepass haben will. Jetzt sofort und in die Hand! Sie wissen, er ist nahezu bewegungsunfähig, sitzt seit langem im Rollstuhl, ist stets auf Hilfe angewiesen und schon allein deswegen wird er nie wieder verreisen. Nirgendwohin, und dahin, wo er tatsächlich einen Reisepass benötigt, ganz sicher nicht. Er aber muss, muss, muss unbedingt seinen Reisepass haben. Den ganzen Morgen schon fordert er lautstark Hilfe beim Suchen ein und steigert sich immer stärker in die Tragweite dieses Verlustes hinein.

Sie wissen kaum etwas über Ihren Pflegekunden bzw. Tagespflegegast, Sie wissen nur, verreisen, ins Ausland gar, wird er in diesem Leben nicht mehr. Das ist – leider – die Realität. Die wirkliche Wirklichkeit. Sie wissen jetzt, dass Menschen mit Demenz ihre eigene Wirklichkeit leben. Diese Wirklichkeit ist für sie gültig.

Keine einzige »vernünftige« Erklärung (»Sie können gar nicht mehr verreisen«) wird einen an Demenz erkrankten Menschen von seiner Wirklichkeit abbringen, kein einziges Argument ihn eines »Besseren« belehren (»deswegen brauchen Sie keinen Reisepass mehr«). Nichts wird ihn überzeugen, besonders nicht die Aufforderung, »Vernunft« anzunehmen. Die höchsteigene Wirklichkeit eines Menschen mit Demenz ist für ihn vernünftig, und ihm anderes zu unterstellen, ist in den Augen des Betroffenen eine Anmaßung.

Was also tun in dieser heiklen Situation? Diese kam für Sie völlig unerwartet, nichts deutete darauf hin, dass Ihr Tagesgast gerade jetzt eine »fixe Idee« ausbrütet und eine sofortige Lösung verlangt

Wie es augenblicklich um die wirkliche Stimmung des betreffenden Demenzerkrankten bestellt ist, erkennen Sie sogleich, wenn Sie Mimik, Gestik, Haltung, Tonfall und Stimmungslage Ihres Gegenübers beobachten.

Bereits am frühen Morgen haben Sie schon bemerkt, wie aufgeregt Ihr Pflegekunde bzw. Tagesgast ist. Sein gesamtes Verhalten, besonders aber sein Gesichtsausdruck und der Blick seiner Augen verriet größte Aufregung. Mit ungewöhnlich lauter Stimme trat er auf, mit sich wiederholenden Worten verschaffte er sich Gehör und seine Ausdrucksweise war in für ihn untypischerweise vulgär. Der ganze Mensch eine einzige aufgeregte Verzweiflung.

Grund genug, ihn in seinem Anliegen ernst zu nehmen. Sie haben die Ursache seiner Verzweiflung verstanden, Sie nehmen die Verzweiflung als echtes Gefühl an, Sie reagieren auf dieses Gefühl, Sie werden mit ihm zusammen – mithilfe der *Praktischen Validation* – eine Lösung finden.

7. Die sechs Schritte der *Praktischen Validation*

Im Verlauf des Buches haben wir gesehen, dass *Praktische Validation* bei der Begleitung von Menschen mit Demenz nicht wesentlich anders verläuft als eine wertschätzende Begegnung zwischen Menschen im Alltag:

Wertschätzende Haltung im Alltag		Praktische Validation mit Demenzkranken
Ich begegne meinem Gegenüber immer wertschätzend und respektvoll	1	Ich stelle mich gefühlsmäßig in die Schuhe des dementiell erkrankten Menschen
Ich nehme ihn ernst und in seinem Gefühl an	2	Ich hole ihn da ab, wo er gefühlsmäßig in diesem Augenblick steht
Ich spreche ihn auf sein Gefühl an und reagiere darauf	3	Ich zeige ihm, dass ich sein Gefühl UND die Sachlage verstanden habe
Ich finde ein mit der Situation und dem Gefühl in Zusammenhang stehendes Thema, über das ich mit ihm sprechen kann	4	Ich finde ein Schlüsselwort, Sprichwort, einen Allgemeinplatz oder ein Ritual, das mit der aktuellen Situation im Zusammenhang steht, und wende dieses in kurzen Sätzen an
Ich signalisiere Gemeinsamkeiten	5	Ich signalisiere Gemeinsamkeiten
Ich biete Lösungen an	6	Ich biete Lösungen an

Wer diese sechs Punkte verinnerlicht und seinen Mitmenschen sowie Demenzerkrankten so begegnet, der hat die *Praktische Validation* bereits verstanden. Das folgende Regelwerk des validierenden Verhaltens unterstützt Pflege- und Begleitpersonen, bisherige Gesprächsmuster zu überdenken und neu zu gestalten. Damit helfen Sie als Pflegekraft Ihrem Tagesgast oder Pflegekunden, ihm ein Gefühl des Verstanden-werdens zu vermitteln. Schwierige Situationen können so bewältigt werden und der Betroffene beruhigt und gestärkt daraus hervorgehen.

Die sechs Schritte der Praktischen Validation verstehen sich als Richtlinien. Sie sind in der Reihenfolge nicht zwingend und können, je nach Lage, variiert werden. Teilschritte können ganz wegfallen.

1. Schritt:	Sich in die Schuhe des anderen stellen
2. Schritt:	Den anderen da abholen, wo er gefühlsmäßig jetzt, in diesem Augenblick steht
3. Schritt:	Zeigen, dass man das Gefühl des Betroffenen UND die Sachlage verstanden hat
4. Schritt:	Schlüsselwörter, Sprichwörter, Allgemeinplätze oder Rituale, die mit der aktuellen Situation des Betroffenen in Zusammenhang stehen, in kurzen Sätzen anwenden
5. Schritt:	Gemeinsamkeiten signalisieren oder herstellen
6. Schritt:	Lösungen anbieten

Beispiel 1, s.o.:

Ihr Pflegekunde regt sich zunehmend über seinen unauffindbaren Reisepass auf und droht, sich immer weiter in diese Aufregung hineinzusteigern (vgl. S. 98 unten – 99). Der Reisepass ist in der Tat unauffindbar, Ihres Wissens und nach Angaben der Angehörigen besaß der Betroffene schon seit vielen Jahren keinen mehr. Es macht also keinen Sinn, den Reisepass mit dem Tagesgast zusammen zu suchen.

Schritt 1: Sich in die Schuhe des anderen stellen.
Sich gefühlsmäßig in die Schuhe des anderen stellen bedeutet, das zu vermutende Gefühl (hier: Aufregung, Verzweiflung) meines Gegenübers so anzunehmen, als ob es mein eigenes Gefühl wäre.

Was ja im Falle des verloren gegangenen Reisepasses ganz einfach ist, besonders, wenn ich mir vorstelle, eine Reise stände mir kurz bevor. Oder könnte kurz bevorstehen. Da will ich doch gerüstet sein! Eine Reise, insbesondere ins Ausland, soll und darf doch nicht am Fehlen dieses Dokumentes scheitern. Und wer weiß, vielleicht mache ich ja bald eine Reise? Und wenn dann der Pass fehlt, dieser Reisepass, auf den ich immer so gut achtgebe, der stets am selben Ort liegt, mit einem Griff ziehe ich den aus seiner Schublade hervor, und jetzt ist er weg, einfach weg … ja, da kann man sich aufregen, das muss man sich sogar aufregen, denn verständlich ist dieses Verschwinden nicht, zumal …

Auch wenn Sie selber weder in naher noch in fernerer Zukunft eine Auslandsreise planen, so verstehen Sie die Verzweiflung Ihres Gegenübers bei dem Verlust des Reisepasses doch.

Fazit: Ich fühle mich in das Gefühl des andern ein und verstehe sein Gefühl.

Schritt 2: Den Anderen da abholen, wo er gefühlsmäßig jetzt, in diesem Augenblick steht.

Den anderen da abholen, wo er gefühlsmäßig in diesem Augenblick steht, heißt, dass Sie nun den richtigen ersten Satz finden. Der richtige erste Satz ist dann im Sinne der *Praktischen Validation* richtig, wenn Sie das Gefühl Ihres Gegenübers ansprechen:

– *»Sie sind ja völlig aufgeregt.«*

In unserem Fall ist das Gefühl Aufgeregtheit, Verzweiflung. Indem wir den Betroffenen darauf ansprechen, haben wir einen wesentlichen Punkt der *Praktischen Validation* schon erfüllt: Ihr Tagesgast fühlt sich in seinem Gefühl angenommen, ernst genommen und in diesem seinen Gefühl respektiert.

Jetzt, in diesem Moment, wo Sie den Betroffenen erreicht haben, es Ihnen gelungen ist, an ihn »anzudocken«, gilt es, dieses fragile Vertrauensverhältnis so lange wie möglich aufrecht zu erhalten. Deshalb bleiben Sie bitte auf der Gefühlsebene und stellen Sie jetzt (noch) keine Fragen, insbesondere keine W-Fragen (»Wo war der Reisepass denn zuletzt? Wohin haben Sie ihn gelegt? Wann haben Sie ihn zuletzt gesehen? Warum brauchen Sie ihn jetzt?« etc.). Gezielte Fragen richten sich an den Intellekt, den wachen Geist und erwarten eine logische Antwort. Diese zu geben sind Demenzkranke ab einem gewissen Stadium ohnehin nicht in der Lage, besonders aber jetzt, in all der Gefühlsaufwallung, nicht. Er würde noch verwirrter, noch unglücklicher, fühlte sich überfordert und restlos unverstanden.

Fazit: Ich spreche das Gefühl des Anderen an.

Schritt 3: Zeigen, dass man das Gefühl des Betroffenen UND die Sachlage verstanden hat.

– *»Ja, da verstehe ich Ihre Sorge. Das kann einen aber auch beunruhigen, wenn so mir-nichts-dir-nichts der Reisepass weg ist«.*

Selbst wenn Ihr Pflegekunde, Angehöriger oder Tagesbetreuungsgast vielleicht nicht idealerweise »Na eben« antwortet, so werden Sie doch an seiner Reaktion beobachten, dass er sich verstanden und akzeptiert fühlt. Er fühlt sich respektiert, ernst genommen in seinem Ärger und angenommen mit seinem Problem. Und wenn Sie seine Sorge wirklich verstehen, so haben Sie eine Augenhöhe hergestellt, eine Art Gleichberechtigung, die den ersten Dampf aus der Situation herausgenommen hat. Jetzt nämlich können Sie mit dem Demenzkranken ein einfaches Gespräch beginnen.

Fazit: Ich zeige dem anderen mit Worten, dass ich sein Gefühl wahrgenommen und auch verstanden habe, warum er in diesem Augenblick so fühlt.

Schritt 4: Schlüsselwörter, Sprichwörter, Allgemeinplätze oder Rituale, die mit der Situation des Betroffenen in Zusammenhang stehen, in kurzen Sätzen anwenden.

- *»Mit Reisen kennen Sie sich aus«* wird den Betroffenen bestätigen,
- *»Wenn einer eine Reise tut, der kann was erzählen«* vielleicht zum Erzählen anregen,
- *»Wer rastet, der rostet«.*

Jedes einzelne dieser bekannten Sprichwörter ist geeignet, Beruhigung durch das Bekannte zu erzeugen.

Fazit: Ich spreche mit dem Anderen auf einer Ebene, die ihn erreicht.

Schritt 5: Gemeinsamkeiten signalisieren oder herstellen.

- *»Auf Reisen bin ich auch gerne«.*
- *»Am Gardasee war ich auch schon einmal«.*

Gemeinsam Erlebtes baut Vertrauen auf, denn wenn Sie auch schon einmal am Gardasee waren und dort mit dem Schiff übergesetzt sind, dann wissen Sie genau, wovon Ihr Gegenüber spricht. Sie beiden haben etwas gemeinsam, Sie verstehen den Betroffenen und das unterscheidet Sie von den anderen Pflegekräften, macht Sie vielleicht zur besonderen Vertrauensperson.

Fazit: Ich zeige dem Anderen, dass ich »bei ihm« bin.

Schritt 6: Lösungen anbieten.

- *»Dann wollen wir jetzt mal gemeinsam das Urlaubsbuch ansehen«*, oder
- *»Dann lassen Sie uns zusammen überlegen, welche Orte rund um den Gardasee liegen.«*

Die Gesprächsinhalte werden zwar von Ihnen angeboten, die kleineren Handlungen auch von Ihnen initiiert, diese aber sollen den Pflegekunden einbeziehen, besser noch in den Mittelpunkt stellen. Dazu gehört auch die Aufforderung, z. B. von früher zu erzählen.

Fazit: Ich zeige meinem Gegenüber, dass ich an ihm und seiner Lebensgeschichte interessiert bin und daran Anteil nehme.

Abschluss der Situation:

Hatten wir zum zweiten Schritt gesagt, jetzt (noch) keine Fragen zu stellen, so ist zum Abschluss der validierenden Situation der Zeitpunkt gekommen, den Betroffenen durch Fragen zum gezielten Erzählen anzuregen.

- »*Das war sicher eine aufregende Reise?*«,
- »*Und Fremdsprachen können Sie bestimmt auch?*«.

Jetzt können Sie auch W-Fragen einsetzen:

- »*Welche Sprachen können Sie?*«
- »*Wer hat Sie auf Ihren Reisen begleitet?*«
- »*Wo ging es überall hin?*«

Die Fragen »Was war das Schönste? Das Beste?« ist besonders gut geeignet, das Gespräch zu einen friedvollen, zufriedenen Abschluss zu bringen. Die Antwort sollten Sie bestätigen

- »*Ja, das kann ich mir vorstellen*«

und für sich stehenlassen.

Fazit: Durch den Validationsablauf fühlt sich der Andere in seiner Person wertgeschätzt und angenommen. Das zugewandte, an seiner Biografie orientierte Gespräch zum Abschluss beruhigt den Betroffenen und führt ihn wieder zu sich selbst zurück. Der vermisste Reisepass als der Ursprung der Verzweiflung tritt in den Hintergrund.

Auch bei den Übungsbeispielen orientieren wir uns an den sechs Schritten der *Praktischen Validation*. Sie helfen, eine gewisse Systematik in Ihr persönliches Gesprächsverhalten zu bringen und den Ablauf eines validierenden Gesprächs so zu gestalten, dass er für Sie zur Selbstverständlichkeit wird.

Beispiel 2

Frau Meier sucht schon den ganzen Tag ihre Handtasche und wird immer aufgeregter.
Frau Meier besitzt eine Handtasche und trägt diese stets bei sich. Immer wieder verlegt sie diese, und immer woanders. Auch jetzt ist die Handtasche tatsächlich wieder nicht auffindbar.

1. Schritt: Sich in die Schuhe des anderen stellen
Sie als Begleitperson versetzen sich in das Gefühl von Frau Meier: Frau Meier ist verzweifelt wegen des vermeintlichen Verlustes ihrer Handtasche. Darin bewahrt sie ihr ganzes Privatleben auf, alles, was sie an »Privatem« besitzt. Ob die Tasche tatsächlich Wertvolles enthält oder aber leer ist, spielt jetzt keine Rolle. Für Frau Meier ist allein der (vermeintliche) Verlust ausschlaggebend und dieser bringt sie völlig aus der Fassung. Sie sehen also die Verzweiflung Ihrer Pflegekundin und fühlen sich in sie und in das in ihr herrschende Gefühl ein.

2. Schritt: Den Anderen da abholen, wo er jetzt, in diesem Augenblick, gefühlsmäßig steht

Das derzeit vorherrschende Gefühl Frau Meiers ist Verzweiflung. Sprechen Sie es an:

– *»Sie sind ja richtiggehend verzweifelt«.*

Frau Meier wird sich in ihrem Gefühl angenommen fühlen, dabei ernstgenommen und in diesem ihrem Gefühl respektiert.

3. Schritt: Zeigen, dass man das Gefühl des Betroffenen UND die Sachlage verstanden hat

– *»Oje, ohne Handtasche fehlen einem alle wichtigen Dinge, die eine Frau so braucht.«*

Die Handtasche nicht mehr zu finden, diese so hochwichtige Handtasche mit all den bedeutenden Sachen, die sich darin befinden, einfach nicht mehr zur Verfügung zu haben, ist für Frauen generell eine schwierige Situation. Für alte und sehr alte Frauen, die in Kriegs- und Fluchtzeiten ihre persönliche Habe darin aufbewahrten oder miterlebt haben, wie wichtig der Mutter die Handtasche mit ihrem Inhalt ist, stellt das ein besonders großes Problem dar. Diese »Habe« bestand in den persönlichen Papieren wie Geburts- oder Abstammungsurkunde, der Heiratsurkunde und den Geburtsurkunden der Kinder, eventuell auch ein Schlüssel, ein wenig Bargeld oder dem Foto der Eltern, also alles Dinge, die die persönliche Identität ausmachen. Die Handtasche, die ältere Frauen sehr häufig immer, wirklich immer bei sich tragen, zu verlieren, ist wie seine Identität zu verlieren, in der heutigen Zeit nur mit dem Verlust eines Smartphones bei jungen Menschen vergleichbar.

Mit dem: »Oje, ohne Handtasche fehlen einem alle wichtigen Dinge, die eine Frau so braucht« zeigen Sie Frau Meier, dass Sie ganz bei ihr und ihrem Problem sind. Sie fühlt sich angenommen und verstanden.

4. Schritt: Schlüsselwörter, Sprichwörter, Rituale oder Allgemeinplätze, die mit der Situation in Zusammenhang stehen, in kurzen Sätzen anwenden

– *»Ohne Ihre Handtasche sind Sie nur halb«*, oder
– *»Sie und Ihre Handtasche gehören zusammen!«*

Dieser vierte Schritt der Praktischen Validation lässt Ihnen viel Raum für Ihre eigene Gestaltung des Gesprächs. Insbesondere, wenn Sie Ihre Pflegekundin schon lange und recht gut kennen, dann wissen Sie, welche Gewohnheiten sie hat, auf welche Sprichwörter sie reagiert oder welche Rituale sie praktiziert. In unserem Beispiel sprechen wir die Gewohnheit Frau Meiers an, immer und immer die Handtasche bei sich zu tragen. Frau Meier, die diese Gewohnheit verinnerlicht hat, fühlt sich auch hier angenommen und verstanden.

5. Schritt: Gemeinsamkeiten signalisieren oder herstellen

– *»Dann wollen wir schauen, dass Sie und Ihre Handtasche schnell wieder zusammenkommen«.*

Gemeinsamkeit ist wichtig, denn nur gemeinsam fühlt Frau Meier sich nicht allein. Da Sie als Begleitperson bereits in den vorherigen Schritten der *Praktischen Validation* quasi unter Beweis gestellt haben, dass Sie Frau Meier verstehen und komplett auf ihrer Seite sind, sagt hier das kleine Wort »wir« genau das aus, was gemeint ist: WIR beiden machen das! WIR zusammen kriegen das hin! Frau

Meier sieht, dass sie eine Verbündete hat, die ganz nah bei ihr ist und ihr hilft. Kann es etwas Besseres für sie geben in diesem Desaster, in dem sie sich befindet?

6. Schritt: Lösungen anbieten

– *»Ich helfe Ihnen suchen«.*

Diese Ankündigung muss Frau Meier vorkommen wie Rettung aus hoher See: Sie ist nicht allein, sie vertraut Ihnen aufgrund des vorangegangenen Gesprächsverlaufs und sie hat Hilfe. Sie als Begleitperson kennen wahrscheinlich die Orte, wo die Handtasche sein könnte, vermutlich ist sie da, wo sie immer ist und Sie können so Frau Meier aus ihrer gefühlsmäßigen und tatsächlichen Misere tatkräftig heraushelfen.

Abschluss der Situation

Hatten wir zum zweiten Schritt gesagt, jetzt (noch) keine Fragen zu stellen, so ist zum Abschluss der validierenden Situation der Zeitpunkt gekommen, den Betroffenen durch Fragen zum gezielten Erzählen anzuregen.

– *»Da ist sicher allerhand Wichtiges drin in Ihrer Handtasche?«*

– *»Und ein Portemonnaie bestimmt auch?«*

– *»Oder vielleicht Fotos?«*

Jetzt können Sie auch W-Fragen einsetzen:

– *»Was haben Sie denn alles drin in Ihrer Handtasche?«*

– *»Wieviel Geld ist es denn wohl?«*

Die Fragen »Was ist das Wichtigste? Das Schönste (Foto zum Beispiel)?« ist besonders gut geeignet, das Gespräch zu einem friedvollen, zufriedenen Abschluss zu bringen. Die Antwort sollten Sie bestätigen – »ja, das kann ich mir vorstellen« – und für sich stehenlassen.

Beispiel 3

Herr Pfeiffer läuft aufgebracht in den Räumen der Tagespflege umher und lässt niemanden an sich heran: »Gehen Sie mir aus dem Weg. Immer stehen Sie mir im Weg, weg da!«

In Herrn Pfeiffers direktem Weg befinden sich keine Hindernisse. Nur wenn sich ihm jemand nähert, und sei er auch weit weg, wird er aufgebracht und fordert freie Bahn.

1. Schritt: Sich in die Schuhe des anderen stellen
Sie als Begleitperson versuchen, das augenblickliche Gefühl Herrn Pfeiffers zu erspüren. Das ist in seinem Fall nicht schwer, denn er ist offensichtlich sehr aufgeregt.

2. Schritt: Den Anderen da abholen, wo er jetzt, in diesem Augenblick, gefühlsmäßig steht
– *»Das macht Sie richtig wütend«.*
Sie sehen, dass Herr Pfeiffer sehr aufgebracht ist und sprechen das Gefühl an. Ihn zu korrigieren, dass man ja gar nicht im Wege stehe, wird laute Gegenargumente hervorrufen. Oder nur so lange vorhalten, bis der Nächste »im Weg« steht, d. h. sein Ärger wird eher verstärkt.

3. Schritt: Zeigen, dass man das Gefühl des Betroffenen UND die Sachlage verstanden hat.
– *»Sie wollen immer freie Bahn haben«.*

4. Schritt: Schlüsselwörter, Sprichwörter, Rituale oder Allgemeinplätze, die mit der Situation in Zusammenhang stehen, in kurzen Sätzen anwenden.
– *»Wer freie Bahn hat, kommt schnell zum Ziel.«*

– *»Freie Bahn ist viel wert«.*

5. Schritt: Gemeinsamkeiten signalisieren oder herstellen
– *»Dann wollen wir doch dafür sorgen, dass FÜR SIE immer der Weg frei ist«.*

6. Schritt: Lösungen anbieten
– *»Gemeinsam kriegen wir das hin.«*

Abschluss der Situation

Gehen Sie zusammen mit bzw. ein bis zwei Schritte hinter Herrn Pfeiffer im Tagesraum umher. Sie zeigen ihm, dass Sie ihn nicht stören, nicht in seinem Weg stehen und dass er nicht allein ist.

Beispiel 4

Frau Groß läuft hinter jeder Person her, die sie sieht und beklagt sich lautstark: »Wann gibt es denn endlich Essen hier? Sie lassen mich verhungern«.

Frau Groß hat immer wieder die Idee, sie bekäme nichts zu essen.

1. Schritt: Sich in die Schuhe des anderen stellen
Frau Groß nimmt an allen Mahlzeiten teil und greift dabei stets kräftig zu. Die letzte Mahlzeit war vor kaum einer Stunde, so dass sie nicht wirklich Hunger haben kann. Ihr Gefühl muss also ein anderes sein, in erster Linie die Befürchtung, sie würde vergessen. Das Essen steht dabei stellvertretend.

2. Schritt: Den Anderen da abholen, wo er jetzt, in diesem Augenblick, gefühlsmäßig steht

– *»Sie haben bestimmt Angst, wir würden Sie vergessen«.*

Frau Groß zu versichern, man vergesse sie bestimmt nicht, noch nie habe man sie vergessen, wird sie sofort anzweifeln. Ihr zu berichten, sie habe ja gerade gegessen, und zwar Klöße mit Soße und Gemüse, oder ihr sagen, es gebe gleich Essen, hilft vermutlich gar nicht, denn ihr Fokus liegt auf dem Vergessen-werden.

3. Schritt: Zeigen, dass man das Gefühl des Betroffenen UND die Sachlage verstanden hat

– *»Vergessen zu werden ist das Schlimmste, was einem passieren kann«.*

4. Schritt: Schlüsselwörter, Sprichwörter, Rituale oder Allgemeinplätze, die mit der Situation in Zusammenhang stehen, in kurzen Sätzen anwenden

– *»Vergessen ist schwerer als sich zu erinnern.«*

– *»Vieles ginge verloren, schriebe man sich's nicht hinter die Ohren.«*

– *»Was man durch die Augen sieht, wird das Herz niemals vergessen.«*

5. Schritt: Gemeinsamkeiten signalisieren oder herstellen

– *»Ich möchte auch nicht vergessen werden, keiner möchte das«.*

– *»Wenn ich wüsste, man würde mich vergessen, dann wäre ich total traurig.«*

– *»Ich passe auch immer auf, dass ich rechtzeitig an die Reihe komme und mich keiner vergisst.«*

6. Schritt: Lösungen anbieten

»Dann wollen wir mal schauen, wo Ihr Name hier auf den Tischkarten steht und wann Sie dann an die Reihe kommen.«

Abschluss der Situation

Gehen Sie zusammen mit Frau Groß die Namensschilder auf dem Tisch oder den Zimmertüren durch, lesen Sie diese laut vor und zeigen Frau Groß ihr Schild und ihren Platz. Betonen Sie, dass sie schon allein deswegen gar nicht vergessen werden kann.

9. Beispiel für ein gelungenes Validationsgespräch

Früher Morgen im Pflegeheim. Frau Bauer sitzt in Nachthemd und Bademantel in ihrem Zimmer und wartet darauf, auf den Tag vorbereitet zu werden. Pflegekraft Jana betritt den Raum in der Absicht, Frau Bauer zu duschen. Normalerweise übernimmt das Kollegin Bianca.

PFLEGEKRAFT: »Guten Morgen, Frau Bauer, die immer so geduldig wartet.«
= *ritualisierte Begrüßung*

FRAU BAUER: (*mürrisch*) »Woher wollen Sie wissen, dass ich geduldig warte?«

PFLEGEKRAFT: »Na, das ist doch allgemein bekannt!«

FRAU BAUER: »Hmmm.«

PFLEGEKRAFT: »Ich möchte Ihnen jetzt beim Duschen helfen.«

FRAU BAUER: »Das macht die Bianca!«

PFLEGEKRAFT: »Bianca hat Urlaub.«
= *Pflegekraft hat den Wahrheitsgehalt überprüft und bestätigt*

FRAU BAUER: *(resolut)* »Dann dusche ich eben nicht.«

PFLEGEKRAFT: »Das ist Ihnen unangenehm, wenn ich das mache. Das mögen Sie nicht.«
= *das Gefühl ansprechen*

FRAU BAUER: »Sie fassen mich nicht an!«

PFLEGEKRAFT: »Sie wissen, was Sie wollen und was falsch und richtig ist.«
= *Person und/oder Sachlage bestätigen – Vorwurf nicht auf sich persönlich beziehen*

FRAU BAUER: »Ja, das habe ich von meinen Eltern gelernt.«

PFLEGEKRAFT: »Da sind Sie durch eine gute Schule gegangen.«
= *Allgemeinplatz, der mit der Person und der Sache in Zusammenhang steht*

FRAU BAUER: »Aber selbstverständlich.«

PFLEGEKRAFT: »Gelernt ist gelernt.«
= *Sprichwort, zur Situation passend*

FRAU BAUER: »So ist das eben, die Bianca, die kann das.«

PFLEGEKRAFT: »Ja, ich weiß, die Bianca wäre Ihnen lieber.«
= *die Sachlage ansprechen. Zeigen, dass man das Anliegen/das Gefühl versteht*

FRAU BAUER:	»Ja-aaa, viel lieber, die macht das sonst immer.«
PFLEGEKRAFT:	»Das versteh ich gut. Es braucht schon richtig viel Mut, was Neues anzugehen.« = *Gemeinsamkeit herstellen, Gefühl einbeziehen*
FRAU BAUER:	»Ja-aaa, aber wenn es gar nicht anders geht, können wir es probieren.«
PFLEGEKRAFT:	»Dann fangen wir am besten gleich an. Und Sie werden sehen, ich kann das auch.« = *Lösung*
PFLEGEKRAFT: *(nach dem Duschen und Anziehen)*	»Bis später, Frau Berger, die *wirklich* so geduldig war, Danke dafür.« = *Ritualisierte, bezugnehmende Verabschiedung*

10. Keine Zeit für *Praktische Validation*?

Pflegekraft Ulla: »Für so etwas (gemeint ist Validation) haben wir hier keine Zeit! Wir sind froh, wenn wir unsere Arbeit schaffen«.

Viele Pflegekräfte, insbesondere in stationären Einrichtungen, arbeiten am Limit ihrer persönlichen Belastbarkeit. Und vorerst ist in Zeiten des Pflegenotstandes kein Ende in Sicht. Leider aber haben viele Pflegekräfte noch nicht die Erfahrung gemacht, dass eine verinnerlichte validierende Haltung und Handlung nicht nur Zeit einspart, sondern das gesamte Klima im Wohnbereich und unter den Kollegen nachhaltig verbessert.

Stress im Pflegealltag mit Demenzkranken gibt es dennoch, und zwar meistens dann, wenn Situationen

- krisenhaft sind,
- unerwartet auftreten,
- von starken Gefühlen begleitet sind.

War nicht vor kurzem, als die Kollegin ausfiel, die Toilettenspülung überlief und Herr Müller einen Asthmaanfall erlitt, besonders viel Aufregung im Tagespflegeraum? Sie wussten sich kaum mit Herrn Müller zu helfen, geschweige denn, die anderen Tagesgäste zu beruhigen. Und natürlich kamen Sie, nachdem Herr Müller versorgt war, ohne die kranke Kollegin mit dem Essenanreichen nicht nach. Ausgerechnet da brach Frau Groß fast in Tränen aus und jammerte: »Ich will Brigitte sehen. Brigitte soll kommen!« Kein Wunder, dass Ihnen da fast ein zwar wahres, aber schroffes: »Brigitte lebt seit über 40 Jahren in Amerika. Die kommt erst zu Weihnachten wieder!« herausgerutscht wäre. Frau Groß hätte vermutlich jetzt richtig geweint, wäre untröstlich gewesen und hätte den ganzen Tag Aufmerksamkeit verlangt. Und Sie waren allein im Tagespflegeraum!

Stress begünstigt das Entstehen von belastenden Situationen. Durch Stress können Situationen, die durch z.B. starke Gefühlsbeteiligung oder das Eintreten unerwarteter Ereignisse bereits kritisch sind, vollends entgleisen. Stress und Überlastung sind –leider – das Normale im Pflegealltag.

Dennoch darf Stress nicht die Freisprechung sein für abwertendes Verhalten, nicht die Entschuldigung für »für Validation haben wir keine Zeit«. Ersetzen wir »Validation«

mit »Wertschätzung«, dann wird deutlich, dass wertschätzendes Verhalten, ein wertschätzendes Wort, nicht eine Minute mehr Zeit in Anspruch nimmt als ein rasch Dahergesagtes.

- Das bisschen mehr Zeit für *Praktische Validation* ist immer nur die Zeit, kurz innezuhalten und zu überlegen, was antworte ich jetzt, wie reagiere ich.

Wie also begegne ich Frau Groß? Wie kann ich sie an ihrem Gefühl abholen? »Ach, Sie Ärmste, Sie vermissen Ihre Brigitte bestimmt«. Vielleicht wird Frau Groß jetzt kurzfristig noch mehr weinen, doch sie wird sich angenommen und verstanden fühlen: »So eine schöne Tochter, und dann so weit weg«.

Besonders belastend erscheinen Begleitpersonen Momente – und meist handelt es sich nur um Momente-, wenn sie mit einer Situation konfrontiert werden, bei der sie im Moment nicht wissen, wie sie »richtig« reagieren.

Sagt die Pflegekundin sehr ernsthaft und tief besorgt: »Uuuh, ich denke immer, ich ersticke. Bestimmt ersticke ich und sterbe daran!« dann ist wirkliches Feingefühl gefragt. Man ist selber erschrocken ob dieser Vorstellung und weiß gar nicht recht, was der Pflegekundin antworten. Als erstes fällt einem ein schnelles: »Aber nein, Sie ersticken doch nicht« ein und man denkt, man habe diesen unschönen Gedanken damit abgewehrt. Oder zumindest das Gespräch darüber. Man habe sich praktisch selbst gerettet, weil man absolut nicht weiß, wie man jetzt »richtig« reagieren kann.

Auch bei unerwarteten und belastenden Situationen gilt: erst einmal innehalten und kurz nachdenken. Mehr Zeit benötigen Sie nicht, mehr Zeit als dieses kurze Innehalten und Nachdenken beansprucht die *Praktische Validation* nicht.

Der kurze Gedanke gilt dem Gefühl, welches die Pflegekundin veranlasst, diese Befürchtung zu äußern. Angst vermutlich, Angst vor dem Ersticken, weil Ersticken die gruseligste Vorstellung ist, die man von seinem eigenen Ableben nur haben kann. Ein anteilnehmendes: »Keine schöne Vorstellung« zeigt der Pflegekundin, dass Sie sie ganz genau verstehen. Ein: »Davor haben Sie sicher Angst« ebenfalls, und beide Antworten nehmen die Pflegekundin ernst. Beide Antworten ermöglichen ein (auch kurzes) Folgegespräch, welches die Angst ausräumen oder zumindest verringern kann.

Ständige Wiederholungen

Pflegekraft Marco: »Und wenn ich noch so sorgfältig validiere, kaum bin ich fertig, geht dasselbe von vorne los«.

Praktische Validation ist eine wertschätzende Haltung, leider aber kein Wundermittel. Dem Wesen der Demenz wohnt inne, dass gut gemeinte Bemühungen an und mit dem Betroffenen nur so lange »wirken«, wie die Bemühung andauert. Oft nicht einmal das, oft haben Begleitpersonen den Eindruck, alle Erklärungen, alles Tun und alle Zuwendungen sind völlig umsonst, denn der Erkrankte wiederholt gebetsmühlenartig denselben Satz, die gleiche Handlung wie vor zwei Minuten.

Stress und Ungeduld verursachen weniger das, was der Bewohner sagt, als die andauernde, wortgetreue und ständige Wiederholung ein und derselben Aussage, beliebig gerichtet an jede Person, die gerade da ist.

Ein fortwährendes, seit Tagen, Wochen und Monaten gleiches: »Wo fährt denn der Bus nach Rüdershausen ab?« ist eine solche Frage, die, auch wenn sie korrekt beantwortet wurde, der Bewohnerin leider nicht die Ruhe schenkt, die sich alle wünschen. Sie als Betreuungskraft erkennen die Not, die hinter dieser Frage steckt, auch die Kollegen spüren die unruhige Sorge, die die Bewohnerin umtreibt, und dennoch fühlen sich alle gestresst. Keine Antwort scheint zu genügen, keine Erklärung auszureichen, und am allerwenigsten die, die den Tatsachen entsprechen. Selbstverständlich tauschen Sie oder eine Kollegin täglich Sachinformationen mit der Bewohnerin aus: Wo dieser Bus abfährt? Wann und wie oft er fährt? Ob man eventuell umsteigen muss und wenn, wo? Und so weiter.

Inzwischen haben Sie als Pflege- oder Betreuungskraft die *Praktische Validation* schon verinnerlicht und auch bei dieser Bewohnerin angewendet: Sie haben sich eingefühlt in die Not der Bewohnerin, Sie haben sie bei ihren Gefühlen abgeholt, diese ausgesprochen und die Sachlage angesprochen. Dann haben Sie sich mit ihr über den Ort unterhalten, wo sie offenbar so gerne hinmöchte, Sie haben sich über das frühere Leben der Bewohnerin in Rüdershausen erzählen lassen, kurz und gut, sich intensiv und gefühlstief mit ihr und ihrem Heimweh nach diesem Ort befasst, um dann fassungslos mitzuerleben, wie die Bewohnerin einen kurzen Augenblick später die nächste Kollegin über den Bus nach Rüdershausen befragt.

Alles vergeblich? Alle aufgewendete, für die *Praktische Validation* investierte Zeit umsonst? Keineswegs! Die Bewohnerin wird weiterhin von dem Bus nach Rüdershausen sprechen, die Erfahrung haben Sie ja bereits gemacht. Doch auch wenn Sie gestresst sind und die ständig sich wiederholenden Situationen Sie nervlich belasten, gilt: erst einmal kurz innehalten und nachdenken.

Ein spaßhaftes »Ach, Sie und Ihr Rüdershausen, was täten wir ohne Sie beiden!« kostet nur geringfügig weniger Zeit als ein zwar wahres, aber liebloses: »Am Bahnhof.«

- Bleiben Sie freundlich, auch bei der hundertsten immer gleichen Frage, denn auch Freundlichkeit ist *Praktische Validation*. Und Freundlichkeit kostet gar keine Zeit.

11. Allheilmittel *Praktische Validation*?

Validierend handeln, so haben wir gesehen, beschränkt sich keineswegs auf geschickte Gesprächsführung. Diese ist hilfreich, doch leider kein Allheilmittel. Immer wieder gibt es Situationen im Betreuungsbereich, die, trotz aller Empathie, nicht zu einer zufriedenstellenden oder friedenstiftenden Lösung führen.

Ständiges Fordern

Pflegekraft Steffi: »Frau Schwarz macht mich noch wahnsinnig. Ständig will sie zur Toilette gebracht werden. Ich bringe sie also hin und auch wieder zurück, und kaum sitzt sie an ihrem Tisch, will sie schon wieder zum WC. Und dann soll ich noch validieren? Und vor allem: was?«

Pflegekraft Steffi hat recht: das Verhalten der Bewohner *ist* zum Wahnsinnigwerden und stresst sie und die Kollegen aufs Äußerste. Der Stress liegt in dem Konflikt, den diese Situation für die Pflegepersonen mit sich bringt: Sie wissen, Frau Schwarz *kann* gar nicht wirklich »müssen«, denn sie hat gerade Wasser gelassen. Niere, Blase und Harnwege wurden mehrfach, auch kürzlich wieder, kontrolliert und sind in Ordnung. Frau Schwarz hat ein Recht darauf, zur Toilette gebracht zu werden, wenn sie meint, es sei nötig. Sie als Ihre Pflegeperson wissen, sie war gerade. Und dennoch: sie will wieder zum WC gebracht werden. Ein Teufelskreis, der alle Pflegekräfte extrem belastet, zumal dadurch eine Betreuungskraft fast ausschließlich nur für diese Bewohnerin und die Begleitung zur Toilette abgestellt sein muss.

Wir wissen, dass sich Frau Schwarz diese Forderung nicht explizit ausgedacht haben kann, um zum Beispiel maximale Aufmerksam rund um die Uhr zu bekommen. Dennoch: sie hat die Erfahrung gemacht, dass genau dieses Verhalten ihr größtmögliche Zuwendung beschert. Selbst wenn die Pflegekräfte verärgert sind und sie das auch wissen lassen, so hat sie dennoch die Zuwendung, die sie offenbar benötigt. Ihr Fordern nach Aufmerksamkeit hat sich verselbständigt.

Fragen wir – nach den Schritten der *Praktischen Validation* – welches Gefühl Frau Schwarz wohl begleiten mag, so fällt einem außer dem beschriebenen Bedürfnis nach Zuwendung als erstes Langeweile und Beschäftigungslosigkeit (= Sinnentleerung) ein, die mit den Toilettengängen kompensiert werden.

Ein versuchsweise geäußertes: »Oje, Frau Schwarz, wie lästig muss das für Sie sein, immer dieses Klo-Gehen-Müssen« und ein anschließendes »Sie kommen ja zu gar nichts anderem mehr« kostet ebenso viel oder wenig Zeit und ist deutlich höflicher als ein: »Ach nein, Frau Schwarz, nicht schon wieder!« oder ein: »Sie waren doch gerade, vor zwei Minuten!«

Nichts von beidem wird die Bewohnerin »heilen«. Eine angebotene Beschäftigung oder gemeinschaftliches Singen im Tagesraum wird sie kurzfristig ablenken.

Legt das gesamte Personal eine wertschätzende Haltung auch fordernden Pflegekunden gegenüber an den Tag, wird das besonders der allgemeinen Atmosphäre im Wohnbereich gut tun.

Wer nicht ständig sein eigenes Genervtsein, seine Gereiztheit und sein Unverständnis nach außen trägt (»Frau Schwarz schon wieder, ich schrei gleich!«) und die Kollegen mit in die schlechte Stimmung zieht, trägt nicht nur zum besseren Klima im Tagesraum/Wohnbereich bei, sondern bewahrt sich seine eigene Würde Schutzbefohlenen gegenüber.

Pflegehelferin Meike vom ambulanten Pflegedienst: »Also, zu Herrn Schmitt fahre ich nicht mehr zur Grundpflege. Der greift nach meiner Brust und will mich küssen, mindestens. Was soll ich da noch validieren? Dass ich ihn verstehe?«

- Auch die Pflegeperson hat ein Recht auf Respekt und Wertschätzung!

Diese sollte ihr in erster Instanz von der Leitung ihres Betriebes entgegengebracht werden, indem er bzw. sie ab sofort ausschließlich männliche Pflegekräfte für die Grundpflege Herrn Schmitts einteilt. Ein immer noch vorherrschendes: »Wird schon nicht so schlimm sein« oder ein: »Tja, das ist eben die Demenz« würde davon zeugen, dass die Leitung des Betriebes die Gefühle der weiblichen Mitarbeiterin weniger ernst nimmt als die des Pflegekunden und deren Würde zur Disposition steht.

Die Frage, ob übergriffiges, sexuell geprägtes Handeln eine Begleiterscheinung einer Demenzerkrankung oder ob es ein männliches Handeln ist, kann keinesfalls Herrn Schmitt als Rechtfertigung dienen. Nicht erlernten Anstand (was Hänschen nicht lernt…), mangelnder Respekt, die seit frühester Jungend assimilierte Haltung des Mannes, dass Frauen für Männer da sind bzw. da zu sein haben, prägen, durch alle Schichten hindurch, einen Teil der heute alten Männer. Eine Änderung dieser fest verwurzelten Haltung ist auch in der Demenz nicht zu erwarten. Dennoch muss von der Pflegekraft Meike kein Verständnis oder gar Duldung gefordert werden.

Nicht nur im ambulanten Pflegebereich gibt es viele »Herr Schmitts«, das haben Sie als Pflegerin sicher bereits erfahren müssen. Wer hier als Frau versucht, sich validierend in die Gefühle eines Herrn Schmitt einzufühlen, diese vielleicht spiegelt und an seine Gefühle verbal anknüpft, riskiert ein forsches »Das willst du doch auch!« Plus noch entschiedenerer und noch eindeutigerer Handgreiflichkeiten.

Leider gibt es nicht sehr viele männliche Pflegekräfte, was sich besonders im Wochenenddienst nachteilig auswirkt. Wenn Sie als Frau doch noch einmal zu Herrn Schmitt zur Grundpflege müssen, dann hilft nur, *und zwar in diesem Fall Ihnen als weiblicher Pflegeperson*:

Einen Meter zurück treten. Blickkontakt aufnehmen. »Herr Schmitt, Sie haben mich an die Brust gefasst. Ich möchte das nicht, Sie belästigen mich. Machen Sie das nicht noch einmal«. Zukünftig immer die Badezimmertür offen lassen. Immer Dienstkleidung tragen, kein enges T-Shirt, immer Handschuhe tragen. Die Situation dokumentieren. Angehörige und den Chef informieren. Das Geschehen nicht stillschweigen und nicht zum Tabu werden lassen.

- Validation nicht um jeden Preis.

Wenn Ihre Würde als Pflege- oder Begleitperson oder Angehörige angetastet wird, Ihnen Respekt und Wertschätzung abgesprochen werden, dann sollten Sie klare Worte der Abgrenzung wählen und Ihrem Angehörigen, Pflegekunden, Bewohner oder Tagesgast deutlich machen: »Bis hierhin und nicht weiter. Keinen einzigen Schritt weiter. Niemals!«

12. »Ich will nach Hause!«

Den am häufigsten von Pflegeheimbewohnern geäußerte Wunsch: »Ich will nach Hause« kennt jede Pflegekraft nur allzu gut. Geradezu hilflos macht einen die innere Not des demenzerkrankten Menschen, der nichts anderes will, nichts anderes beklagt und nichts anderes äußert als das täglich, auch stündlich mehrmals wiederkehrende: »Ich will nach Hause«. Kein Wunsch ist herzerweichender, kein Sehnen dringlicher, kein Mitleid tiefer als das mit demjenigen, der verzweifelt sein Zuhause sucht und es doch nicht mehr findet.

Was aber ist dieses »Zuhause«? Wo befindet sich dieser nicht greifbare Ort, »Heimat« genannt, den jeder von uns ganz unterschiedlich erlebt und der dennoch in Gedanken für die meisten gleich ist?

Was bedeutet für Ihren Bewohner das »nach Hause«? Und wie kommt es, dass Sie, als ihn begleitende Pflegeperson, mit dem so wehmütigen alten Menschen in diesem Klagen mitleiden?

Sie wissen vermutlich nichts oder nur sehr wenig über sein ehemaliges wirkliches Zuhause, kennen seine vergangene Wohnung nicht und kaum jemanden aus der Familie oder seinem früheren sozialen Umfeld. Nie konnte er Ihnen von seinen Kindheitserinnerungen erzählen, noch von seinen Lebenserfahrungen. Alles ist verschwunden aus seinem Gedächtnis, rausgeschmissen aus dem Alzheimerhaus (vgl. S. 27–32), doch eins ist geblieben, wir erinnern uns, eins bleibt bis zum Schluss, und das ist das Gefühl.

Heimat, zuhause, »ich will nach Hause« = ein Gefühl?

Nicht nur, zumindest nicht für Sie, die Sie genau benennen können, was Ihnen wichtig ist an Ihrem Zuhause: die Kinder, die sich tagsüber selbst versorgen und abends auf Sie warten, die nicht aufräumen und wieder zu viel mit der Playstation spielen. Zuhause, das sind abends die gemeinsamen Mahlzeiten am runden Tisch, das Blättern in Urlaubskatalogen und das Hoffen, in diesem Jahr wird das Geld wohl reichen für eine kleine Reise. Es ist die Sorge um den älteren Sohn, den Sie mit 12 schon beim Rauchen erwischt haben, aber auch der Stolz auf den Jüngeren, der in seiner Fußballmannschaft einer der besten ist. Es sind die gemeinsamen Radtouren an langen Sommerabenden, das Auflesen von Fallobst an den Alleenbäumen, der Duft, den das anschließend hergestellte Pflaumenmus in der Wohnung verbreitet und die Erinnerung daran in der eigenen Kindheit. All das ist »Zuhause«. Zuhause ist das Wissen darum, wo sich das Zentrum des eigenen Lebens befindet.

Auch das Zuhause Ihres Bewohners war ehedem angefüllt mit Menschen und Erlebnissen, mit Sorgen, Ängsten, Freuden, mit Plänen, Siegen, Niederlagen, mit Liedern, Geräuschen und Düften, die er so nicht mehr erinnert und im Einzelnen nicht mehr benennen kann. Möglicherweise aber noch fühlen kann: dass sein »nach Hause« für ihn bedeutet da zu sein, wo er sich geborgen fühlt. Dass sein »ich will nach Hause« da ist, wo er geachtet und verstanden wird, wo Verlässlichkeit und Schutz ist, wo gute Erinnerungen und tiefe, glückliche Emotionen vorherrschen. Sein Zuhause ist da, wo »seine« Menschen sind, die ihn lieben und von denen er geliebt wird. Wo es warm und »heim«elig ist. Wo er hingehört, wo er alles kennt, wo sein Herz wohnt, seine Sehnsucht ihr Ziel hat, und ist er am Ziel, so ist er angekommen, ist »zu Haus«.

Heimat, zuhause, »ich will nach Hause« = also doch ein Gefühl? »Nur« ein Gefühl?

Keineswegs:
Alte Menschen, die lange allein gelebt haben, dann durch einen Unfall oder eine akute Erkrankung ins Krankenhaus mussten und von diesem auf direktem Weg in ein Pflegeheim kamen, haben es besonders schwer, ihre neue Umgebung als ihr Zuhause zu akzeptieren. Der wohnliche Pflegebereich und das gemütliche Zimmer, in dem der alte Mensch jetzt lebt, die hergeschaffte Kommode und die Familienbilder an der Wand bilden zwar sein jetziges »Heim« ab, sind aber nicht sein wirkliches Zuhause. Sein jetziges Bett ist nicht sein Bett, die ihn umgebenden Menschen nicht seine Menschen, alles ist falsch an seinem neuen angeblichen Zuhause, egal, wie oft ihm das erzählt wird. Nur sein Gefühl ist richtig, und sein Gefühl will nach Hause, nach dem echten, dem wirklichen Zuhause, nämlich dahin, wo der Mittelpunkt seines bisherigen Lebens war.

Die Vorstellung, den Betroffenen noch einmal in seine alte Wohnung zu begleiten, ihm zu zeigen: »Hier haben Sie gewohnt« und: »Nein, jetzt wohnen Sie da nicht mehr«, und: »Ja, so sieht das jetzt aus«, mag manchem hartherzig erscheinen. So, als bestärke man den schon bestehenden Schmerz des Betroffenen und rühre vielleicht etwas auf, dessen Folge nicht absehbar ist. Die Möglichkeit aber, von einem sehr langen Lebensabschnitt aktiv Abschied nehmen zu können, diesen letzten Lebensabschnitt in Frieden beschließen zu können, sollte keinem verwehrt bleiben. Und die Erfahrung zeigt, dass Menschen, und nicht nur alte oder/und demenzerkrankte, denen dieses Abschiednehmen möglich war, ihre nachfolgende Umgebung deutlich besser akzeptieren.

- Wagen Sie es, begleiten Sie Ihren Angehörigen oder Betreuungspatienten behutsam noch ein letztes Mal in seine alte Umgebung.

So sorgen Sie zusammen mit dem Betroffenen für Klarheit und können in der Folge ein stets offenes Wort mit ihm sprechen. Und, durch Gespräche über sein Zuhause und sein Leben dort, zu seinen inneren Frieden beitragen*.

Menschen mit fortgeschrittener Demenz aber, die spät ins Pflegeheim kommen, dann, wenn ihnen im Laufe ihrer Erkrankung alles Bewusste, Bekannte, Erlernte bereits entglitten ist, wirken besonders verloren in ihrem unbestimmbaren Heimweh. Da gibt es für den Erkrankten nichts mehr, was in der Erinnerung greifbar wäre, keine wirkliche Wohnung, keine wirkliche Familie, kein benennbares Erlebnis, welches ihn prägte, keine soziale oder berufliche Rolle mehr, die ihm Identität gab. Und dennoch sehnt er sich »nach Hause«. Nach seinem Zuhause. Denn nur dort, so sieht es für Außenstehende aus, kann er Frieden finden.

---

* Vgl. dazu: Daniela Flemming: »Neun Jahre Doris«, Conte Verlag St. Ingbert, 2016
Marion Kainz: »Der Tag, der in der Handtasche verschwand« Dokumentarfilm, Erstausstrahlung 04.04.2001, WDR

Möglich, dass Naomi Feil – und hier schließt sich der Kreis – aus dem Miterleben des Suchens der Demenzerkrankten nach ihren Wurzeln, nach ihrer Identität, ihr Konzept der Validation überhaupt erst entwickelt hat. Dass sie das tiefe Sehnen der alten Menschen danach, dort zu sein, wo das Herz wohnt und die Seele Frieden findet, erkannt und zum Anlass genommen hat, den Anderen in seinem Gefühl wahrzunehmen und ihn darin anzunehmen. Und ihn darin zu begleiten.

Sie als Pflegekraft oder Betreuungsperson können das auch.

Das wörtliche »ich will nach Hause«-Dilemma des Betroffenen können Sie zwar nicht auflösen, ihm die Zuhause-Sein-Wollen-Sehnsucht mit nichts aufwiegen. Kein Ersatz (das schöne Pflegezimmer) und keine wirkliche Wahrheit (»Sie sind jetzt hier zuhause«) wird ihn weiterbringen in seinem geäußerten Verlangen. Auch »seinen« Menschen können Sie nicht ersetzen, doch

- als Pflegeperson können Sie ihm beständige Sicherheit und zuverlässige Orientierung anbieten.

Jetzt und hier, in diesem schönen Pflegeheim: Begleiten Sie ihn, wann immer es geht, durch den Tag. Lassen Sie ihn, wo immer es möglich ist, teilhaben an dem, was Sie tun. Geben Sie ihm die Möglichkeit, seinerseits Sie zu begleiten, im Wohnbereich, während des Nachtdienstes. Durch diese An teilhaben zeigen Sie ihm, dass Sie nah bei ihm sind und er nicht allein ist.

- Wenn es möglich ist, über sich und sein Zuhause zu sprechen, lassen Sie sich davon erzählen, haben Sie Anteil an dem, was er erzählt, selbst wenn es sich lediglich um Fragmente handelt.
- Hilfreich können bekannte Sprichwörter als Aufhänger zu kurzen Gesprächen bzw. Aussprüchen sein: »Daheim ist es am Schönsten«, »Eigener Herd ist Goldes wert«, »Daheim ist Daheim«,

und manchmal genügt das schon.

Meistens aber nicht. Meistens wiederholt sich das Sehnen »nach Hause« bzw. seinem vergangenen Leben dort, nach kürzester Zeit. Oder hat nie wirklich aufgehört. Oder der nächste Bewohner ist auf der Suche nach seiner verlorengegangenen Identität und will jetzt »nach Hause«. Und auch er ist untröstlich. Und auch er will angenommen werden in seinem Gefühl, seiner Sehnsucht und will darin ernst genommen und begleitet, validiert werden.

Wir sollten Vertrauen haben. Vertrauen in unsere Geduld als Pflegekraft, Begleitperson oder Angehörige. Vertrauen auch in unsere Mitmenschlichkeit. Und all unsere Möglichkeiten wahrnehmen, empathisch zu handeln. Nichts anderes will die *Praktische Validation:* Sie tritt dadurch in die Welt, dass wir es tun. Wir üben sie langsam ein, und das validierende Handeln wird zur Haltung. Dann überlegen wir nicht jedes Mal, ob uns Validation viel kostet, es ist Teil unserer Persönlichkeit geworden. Und begleitet uns auch jenseits der Demenz.

* * *

Mein Dank gilt:

Der Berufsfachschule Altenpflege
der Bildungsvereinigung Arbeit und Leben Nds. Süd
gGmbH in Göttingen, stellvertretend Silke Saathoff

Ruth Speng und Gerdi Orterer
für die sorgfältige Fehlersuche,

und, wie immer: Christine Kreter, unverzichtbar!

Zum Weiterlesen oder Vertiefen

Bujissen, Huub: Demenz und Alzheimer verstehen. Beltz 2016

Braam, Stella: »Ich habe Alzheimer«. Wie die Krankheit sich anfühlt. Beltz 2016

Caughey, Angelika: Das Demenz-Buch. Mabuse 2014

Diekämper, Wolfgang: Menschen mit Demenz begleiten und pflegen für die Aus-, Fort- und Weiterbildung. Cornelsen 2010

Feil, Naomi und de Klerk-Rubin, Vicky: Validation: Ein Weg zum Verständnis verwirrter alter Menschen. Reinhard 2017

Feil, Naomi: Validation in Anwendung und Beispielen. Ernst Reinhard Verlag 2013

Fercher, Petra und Sramek, Gunvor: Brücken in die Welt der Demenz, Validation im Alltag. Reinhard 2014

Flemming, Daniela: Neun Jahre Doris. St. Ingbert: Conte 2016

Grond, Erich: Pflege Demenzkranker. Impulse für eine wertschätzende Pflege. Brigitte Kunz 2014

Hamenter, Ingrid: 100 Fragen zum Umgang mit Menschen mit Demenz. Brigitte Kunz 2014

http://www.bento.de/politik/gefuehle-forscher-definieren-27-verschiedene-emotionen-statt-wie-bisher-6-1676473/

http://www.sueddeutsche.de/leben/altersdemenz-und-amtliche-betreuung-ohne-diese-neun-jahre-haette-ich-die-liebe-nicht-1.3421628

http://www.zeit.de/freitext/2017/05/31/heimat-gefuehl-gorelik/

Immenschuh, Ursula und Marks, Stephan: Scham und Würde in der Pflege. Mabuse 2017

Jürgs, Michael: Alzheimer – Spurensuche im Niemandsland. Bertelsmann 2006

König, Jutta: 100 Fehler im Umgang mit Menschen mit Demenz. Brigitte Kunz 2016

Maier, Wolfgang et al.: Alzheimer & Demenz verstehen. Diagnose, Behandlung, Alltag, Betreuung. TRIAS 2011

Messer, Barbara: 100 Tipps für die Validation. Brigitte Kunz 2106

Pape-Raschen, Katja: 100 Fragen zur Kommunikation mit Menschen mit Demenz. Brigitte Kunz 2012

Schmieder, Michael: Dement, aber nicht bescheuert. Für einen neuen Umgang mit Demenzkranken. Ullstein 2105

Schützendorf, Erich: Das Recht der Alten auf Eigensinn. Ein notwendiges Lesebuch für Angehörige und Pflegende. Reinhard 2015

Tietjen, Bettina: Unter Tränen gelacht. Mein Vater, die Demenz und ich. Piper 2016

Wirsing: Psychologie für die Altenpflege. Weinheim: Beltz 2013

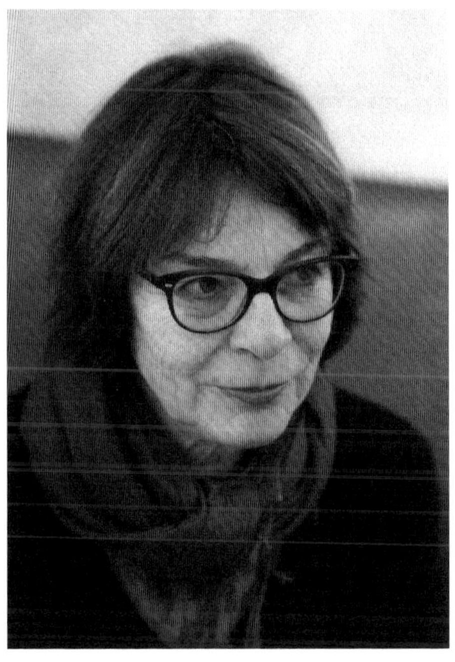

Daniela Flemming (1953), Studium der Erziehungswissenschaften, examinierte Altenpflegerin und Lehrerin für Pflegeberufe mit dem Schwerpunkt »Pflege und Begleitung von Menschen mit Demenz«, Zusatzausbildung »klientenzentrierte Gesprächstherapie«, Autorin zahlreicher Fachveröffentlichungen zum Thema Demenz und Angehörige Demenzerkrankter. Zuletzt erschienen »Neun Jahre Doris« (2016) im Conte Verlag St. Ingbert.

Daniela Flemmings persönlichstes Buch zum Thema Demenz

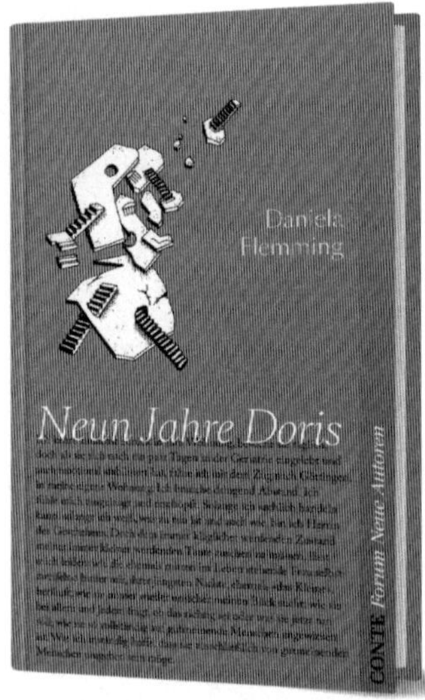

Daniela Flemming
Neun Jahre Doris
192 S., Hardcover, 14,90 Euro
ISBN 978-3-95602-105-3

Ein Anruf der Schwester stellt klar, dass die vielgeliebte Tante nicht mehr allein zurechtkommt – Altersdemenz. Und nichts liegt näher, als Daniela darum zu bitten, sich um sie zu kümmern.

Daniela Flemming ist Sachbuchautorin und Dozentin für die Pflege Demenzerkrankter. Doch sie lebt die Hälfte des Jahres auf einer kanarischen Insel, hat eine eigene Familie und mit der Heimat der als Journalistin und Autorin bekannten Tante nichts zu tun: Saarbrücken ist für sie Hotel und Familienbesuch, lange Anreise, irgendwo an der französischen Grenze.

Sie wird Betreuerin der Tante und mit der realen, alltäglichen Seite dessen konfrontiert, was sie sonst wissenschaftlich bearbeitet. Aus der Bitte der Schwester werden neun Jahre Betreuung und eine Achterbahnfahrt zwischen Momenten der Nähe, des Triumphs über Hindernisse und Verzweiflung.

»Was tut man, wenn der Vater nicht stirbt? Wenn sein Leben vorbei ist, aber er stirbt nicht?«

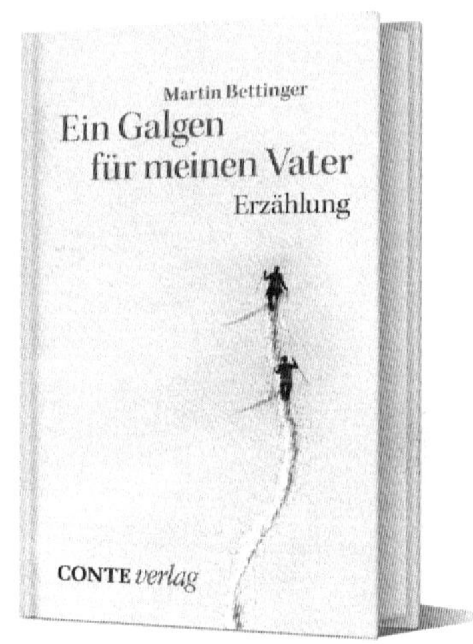

Martin Bettinger
Ein Galgen für meinen Vater
Erzählung
128 S., Hardcover, 14,90 Euro
ISBN 978-3-95602-010-0

Auch als Hörbuch erschienen:
3 CDs
16,90 €
ISBN 978-95602-059-9

Zahlreiche Berge haben sie zusammen bestiegen, nun muss der Sohn den Vater auf seiner letzten Reise begleiten, dem Weg hinaus aus der Welt. So unternehmungslustig und froh der Vater durchs Leben ging, so schwer fällt es ihm, Abschied zu nehmen. Als der Tod immer engere Kreise zieht, bündelt er alle verbliebene Kraft, um ihm zu entkommen. Der Sohn soll bei der letzten Flucht helfen.

»Eine Zumutung« nennt Martin Bettinger seine Geschichte und erzählt von der alten Unerhörtheit: Dass man sterben muss und es nicht will, dass man leben will und es nicht kann, dass man den Vater lieben und ihm doch irgendwann den Tod wünschen kann.

Ein Buch von berührender Tiefe und überraschender Komik. So originell das Leben des Vaters verlief, so einfallsreich stellt er sich dem Tod gegenüber.

Eine Hymne an das Leben – vor der Aussicht, es zu verlieren.

www.conte-verlag.de